『호산피내침

『호산피내침』 책자의 130, 131쪽- 호산 박진옥선생 화보 10, 142쪽- 압통점 민중의학인 호산 피내침법	유튜브>광명건강 1. 호산선생직강	 1 호산선생직강
『호산피내침』 책자의 132쪽- 필자 박선식의 전통의학회 강연 18, 29쪽- 호산피내침의 특징과 5대원리	유튜브>광명건강 47. 피내침전통의학회 강연	 47 피내침전통의학

큐알코드 링크읽기

『호산피내침』 책자의 184쪽- 심장줄기	유튜브>광명건강 29. 심장병의 피내침법	 29 심장병피내침법
『호산피내침』 책자의 59쪽- 기관지 천식	유튜브>광명건강 30. 함몰흉추와 피내침	 30 함몰흉추와피내침

생활 속의 민중의학

湖山 피내침법
(皮內針法)

편저 : 박진옥
박선식

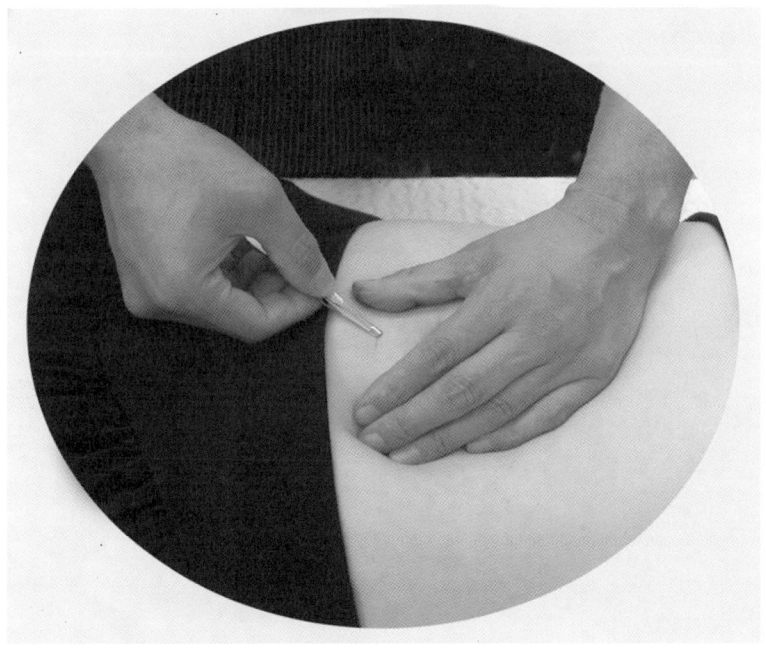

빛과세상 광명사

생활 속의 민중의학 호산 피내침법

필자는 매년 11월이 되면 우리나라 남쪽 끝 토말(土末) 송호리에 시제를 지내러 간다.

부친(湖山선생)을 모시고 형제들과 함께 고향 길을 가는 도중에 옛 친지들을 만나면 호산이 젊었을 때 행하던 의담(醫談)으로 시간가는 줄 모르는 경우가 많다.

몇해 전 시제 가던 길에서는 40여년 전 이상한 병으로 사경을 헤맸었다던 한 노인을 만났다. 당시 그가 살던 동네에서는 그가 죽게 되어 장사를 지낼 준비로 마을 광장에 천막까지 쳐놓은 상황이었다고 한다.

그 때 송장과 같았던 그가 호산을 만나 피내침 시술에 이은 복부 마사지와 백회 뜸법으로 의식을 찾게 되었었고, 그로부터 점차 회생하였는데 바로 그가 건강한 모습으로 구사일생 하였던 그때의 감회를 우리에게 증언하였다.

피내침 요법은 피부 위나 피부 가까이에 나타나는 압통점(눌러보았을 때 다른 부위보다 유난히 아픈 곳)을 찾아 그곳에 가늘고 길이도 길지 않은 작은 침(5-7mm)을 핀셋으로 잡아 피부 속으로 경사지게 자침해 주고, 그 위에 반창고를 붙여두는 간편한 침법이다.

이러한 간단한 방법이 어떻게 오랫동안 병석에 누워있던 사람이나 사경을 헤매는 사람에게 도움을 줄 수가 있으며 기적처럼 치료할 수 있단 말인가? 이는 실제로 해보지 않고서는 이해가 되지 않을 것이다.

피내침 요법은 단순히 아픔이 있는 곳을 찾는 과정에서 치료가 시작되거나 거의 치료되는 경우가 많다.

그래서 인체에 부착해주는 피내침은 집에 귀가한 후 그 효과를 지속해 주는 것이라고까지 말해 주고 싶다.

압통점을 찾고, 인체의 관문에 해당된 몇 개의 피부 반응점을 추가해 시술하면 증상이 바로 호전되기 시작한다.

이것은 아주 작은 자극에도 극적으로 반응하는 피부의 압통 출현현상과 피부 특히 신경과 부속선이 밀집된 진피층에 가해준 자극에 대한 반응특성으로 우리가 아직 알지 못한 어떤 원리가 더 숨겨져 있음을 인정할 수밖에 없다.

호산은 인체 내의 큰 문제들이 작은 실마리부터 시작되는 것처럼 이미 커져버린 문제도 작은 실마리부터 풀면 해결된다는 자연의 이치를 놓치지 않고 한평생을 우직하게 피내침 인생으로 살아가고 있는 듯하다.

호산이 피내침을 이용했던 임상경험에는 기적처럼 효과를 보는 경우가 많다. 그가 살아오는 과정에서 특히 장애우들에게 큰 기쁨을 안겨주기도 하였었고, 중풍병자 반신불수 또 수년간 고생하는 부인병 등을 피내침 요법을 주로 사용하여 도와주었던 경험들이 수없이 많다. 그러나 본 책자를 호산이 행하고 있는 피내침법의 원리가 무엇이었을까를 밝혀보는 방향으로 편집하다 보니 그 전부를 소개하지 못하는 면이 있어 좀 아쉽다.

광명자연건강학회는 호산의 소박하고 실천적인 인술체험을 모아 민중의술의 실천서로서 '호산 피내침법'이라는 이름으로 2006년에 초판을 낸 이후, 2011년 재판에 맞아 그간 연구 발표한 피내침법 자료들을 더하여 증보판을 내게 되어 무척 기쁘고 보람됨이 크다.

2011. 7. 15
광명자연건강학회 박선식

차 례

생활 속의 민중의학 호산 피내침법 · 3

총 론 · 10

    압통점과 인체의 SOS신호 · 10

    피내침 자극의 특성 · 12

    압통점 해결사인 피내침 요법 · 14

    피내침의 유래 · 16

제1장 피내침요법의 특징 · 18

    제1절 피내침의 특징 · 18

    제2절 피부의 구조와 피내침 · 22

        (1) 피부의 생리적 기능 · 22

        (2) 피부의 구조 · 25

        (3) 피부와 피내침의 경혈학적 소견 · 28

제2장 피내침 요법의 5대 원리 · 29

    제1절 생체유기체(生體有機體) 원리 · 29

    제2절 시소(See Saw) 원리 · 31

    제3절 피뢰침(避雷針) 방전(放電)효과 · 33

    제4절 유침(留針)에 의한 정혈(淨血)효과 · 36

    제5절 원격치료(遠隔治療)의 원리 · 38

제3장 피내침 치료실기 · 43

　　제1절 피내침의 종류와 자침법 · 43

　　　　(1) 피내침의 종류 · 43

　　　　(2) 피내침의 자침 요령 · 46

　　제2절 피내침의 자침 방향 · 49

제4장 처방(호산 의담 포함) · 55

　　피내침 요법의 비방-『호산1호』· 55

　　눈의 피로 - 심한 안구 건조증 · 57

　　기관지천식(가래가 차고 숨이 참) · 59

　　늑간신경통 · 62

　　견비통 · 64

　　　　(1) 어깨의 근육과 압통점 · 65

　　　　(2) 어깨주위의 지압법 · 85

　　　　(3) 어깨와 정신의 관계 · 87

　　요통 하지 동통 · 88

　　　　요추 2-3번 근처의 요통과 신허성 요통 · 88

　　　　요추 2-3-4번 부근의 요통치료 · 90

　　　　요추 5번 디스크(Disk)와 하부요통 · 91

　　　　요추 5번 디스크(Disk)의 치료 · 92

　　　　부인과 수술후 요통 · 94

추간공 협착증 · 98

구배증(곱추 할머니) · 100

미골손상 · 101

좌골 신경통(디스크) · 107

슬관절염과 변형증 · 109

무릎의 통증 · 110

발목 외상 · 112

동상(얼음 든 곳)에 사용한 피내침의 위력 · 114

중풍 후 상·하지 마목(痲木)에 양지와 해계 · 115

부인과 질환의 피내침법 · 117

    월경불순 · 119

    생리통 · 120

내과 질환의 피내침법 · 121

    신경성 소화기 질환 · 121

    간성 혼수에서 살린 체험 · 122

호산 피내침 비법-1 : 기본방 · 124

호산 피내침 비법-2 : 압통점 찾는 법 · 126

호산 피내침 비법-3 : 시술가의 자세 · 130

호산 화보 · 131

피내침 관련 월보 및 세미나 자료 ·133

    피내침과 민중의학 ·133

    민중의학 대체요법 호산 피내침 ·135

    압통점과 호산 피내침 ·142

부록 : 전신치료의 원리와 경락 ·149

  1. 정혈 지열감도(知熱感度) 측정치료법 ·150

    (1) 정혈(精血) 진단 실기 ·151

    (2) 지열감도를 이용한 치료임상 ·153

  2. 원혈진단과 유혈치료 ·154

    (1) 양도락을 이용한 12원혈 진단과 유혈자침 치료 ·154

    (2) 유혈 치료론 ·158

  3. 인체 14경맥과 경혈의 발생학적 관점 ·161

    (1) 경락의 실마리 : 정혈(井穴) ·162

    (2) 경락구성 원리 ·163

    (3) 줄기의 세 방향에 대한 연구 ·165

  4. 인간 오장육부의 형성과 경락의 발생 ·166

  5. 인체 14경맥과 경혈(침자리-피내침용) ·172

    (1) 폐 줄기 ·172

    (2) 대장 줄기 ·176

(3) 위장 줄기 · 178

(4) 비장 췌장 줄기 · 180

(5) 심장 줄기 · 184

(6) 소장 줄기 · 188

(7) 방광 줄기 · 190

(8) 신장 줄기 · 194

(9) 심포 줄기 · 198

(10) 삼초 줄기 · 200

(11) 담낭 줄기 · 202

(12) 간장 줄기 · 204

(13) 정중선 앞 줄기 · 207

(14) 정중선 뒷 줄기 · 210

광명의학 안내책자 및 기구 · 213

총 론

압통점과 인체의 SOS 신호

　피내침을 놓는 대표적인 부위는 인체의 표면 어느 곳에나 나타나는 압통(壓痛) 반응점 바로 그곳이다.
　그런데 압통반응점은 왜 생기는 것이며, 압통점에 피내침을 놓으면 왜 치료효과가 잘 나타나는 것일까?

　인체의 압통점
　인체가 생체적인 특성에 따라 정상상태에서 벗어나 질병상태에 있게 된다면 어떨까? 인체는 질병상태를 극복하기 위해 신체 어딘가에 신호를 보내 가급적 빨리 비정상적인 상태에서 벗어나 자유롭고자 할 것이다.
　예컨대 어떤 회사에 비정상적인 문제가 생기면 그 문제를 해결하기 위해 통신망들이 분주해질 것이다. 직속상관이나 유관기관에 보고하거나 자문을 구할 것이며, 또 문제해결의 관건을 쥐고 있는 부서에서는 이를 적극적으로 해결하기 위해 내외적으로 뛰며 도움을 청하는 등 애를 쓸 것이다.
　이처럼 인체에서도 문제가 생기면 이를 해결하기 위해 백방으로 노력한 끝에 바로 해결되면 좋겠으나, 바로 풀리지 않는 문제는 하는 수 없이 피부 표면에 드러내놓고서 외부 원조를 구하는 것이 바로 압통점이지 싶다.
　특히 몸 안의 문제 자신과 외부가 경계를 이루는 피부 위나 피부 가까이에 위치시켜 내미는 구원의 손길이 바로 압통점이다.

압통점의 치료적 가치

인체의 문제를 신체 여러 곳에서 다스릴 수 있겠지만 현재의 문제를 해결하고자 노력한 현장에서 바로 문제점이 무엇인가 직접적으로 파악하는 것이 보다 실효성 있는 일이다.

기혈순환 저해나 어혈의 생성, 삼출성 팽대나 피로물질인 젖산의 생성 등으로 과민압통 현상을 나타내는 반응점, 바로 이 점이 인체가 자신의 문제를 풀고자 노력하는 입장에서 스스로를 어쩌지 못하고 멈춰있게 되는 정체된 곳이라 볼 수 있다.

이 반응점에다 작은 외력이지만 정확하게 작용된 피내침과 같은 자극을 주면 정체된 인체의 특정 부위나 조직 기관이 잠에서 깨어나 비로소 구원병을 얻어 절호의 찬스로 자신을 구하게 된다.

압통점을 찾아 자침해 주는 피내침법은, 압통으로 나타나는 생체적 구호신호를 무시하지 않고 적시에 적절히 어루만져 주는 침법이다. 그렇기 때문에 지나친 자극을 가하기보다는 부드럽고 그러나 끈기 있게 버팀목이 되는 자극을 지속하여 주는 것이다.

만약 자극이 지나치게 되면 몸이 바로 이를 방어하느라 긴장하게 되는데, 다소 부족한 듯한 이 자극이 바로 생체의 자생력을 일깨워 스스로를 치료해 내는 것이다.

이러한 피내침법은 마치 집에서 어린이를 돌보는 어머니가 아이의 상태를 여기저기 살피며 부드럽게 어루만져주는 따스한 '어머니 손길'과 같은 것이 아닐까.

이 피내침법에서의 압통점은 침구 전문가가 아닌 일반인들도 누구나 쉽게 배워 찾아 이용할 수 있다.

피내침 자극의 특성

우리는 보통 질병 반사점(압통점)을 자신도 모르게 긁거나 두드려주게 된다.

이를 보다 적극적이고 효율성 있게 치료하려면 그 압통점에 자침을 하면 되는데 이것이 바로 피내침법이다.

얕게 자침해야 효과적인 피내침법

피내침 치료는 근육이나 장기가 있는 부위까지 심자하는 것이 아니다. 피부에 경사지고 얕게 꽂아 피부 내(진피 및 피하지방 이내)에만 침이 머무르게 하여 반창고로 고정하여 두는 치료법이다.

만약 피내침을 깊게 자침하거나 너무 굵은 침으로 강하게 작용시킨다면 이는 피내침 요법이라 할 수 없다.

피부를 지나 좀 더 깊게 자침되면 인체는 외부 자극에 대하여 이것이 무엇인가? 혹시 생명에 위해가 되지 않을까? 하며 즉각 경계태세를 갖추게 된다. 이러한 불필요한 방어적 긴장이 나타나면 피내침 요법의 부드러운 자극에 의한 치료유인(治療誘引) 작용이 사라져 버리기 때문에 피내침 요법은 꼭 얕고 부드럽게 자침해야 한다.

다른 각도에서 살펴보면 일반적인 침은 치료를 행하는 시술자의 의도를 비교적 강력히 전달시키는 것을 전제로 하기 때문에 대체로 깊게 자침하거나 강하게 자침하여 인체는 시술자의 의도에 대한 객체가 된다.

그러나 피내침 요법은 몸 스스로가 나타내는 압통점 즉, 감각이 예민하고 신진대사가 활발한 진피층에 단순히 자침해두면 나머지는 몸 자신이 스스로 알아서 피내침 자극을 수용하여 자율적인 체계로 몸 안의 문제를 해결한다.

피내침을 얕게 자침하는 또 다른 이유는 우리 몸의 기혈 순환의 특성을 생각해 보면 이해가 쉽다.

전신을 흐르는 기혈은 종으로 또 횡으로 가급적 빨리 흐르려 하는 특성이 있어 원심성(遠心性)이 작용하게 된다. 따라서 인체에서는 피부표면을 따라 주로 흐르게 된다.

인체를 흐르고 있는 기(氣)도 표면으로 흐르려는 성향이 있다. 이 특성 때문에 피부는 단순한 겉껍질이라기보다는 오장육부를 비롯한 전신적 정보를 표출하여 나타난다.

그러므로 인체의 겉면은 인체내부를 들여다보는 관점에서 '피부거울'이라 말할 수 있다.

이러한 연유로 몸 자신과 외부와의 경계 면인 피부에서 인체 내부의 문제를 해결할 수 있는 절호의 기회를 맞게 된다는 것은 생소한 이야기가 아니다.

바로 이러한 특성을 잘 살려 문제의 실마리를 찾아 치료하는 것이 피내침요법이다.

피부 진피(眞皮)의 특성에 관련해서는 해당 페이지에서 좀 더 깊게 다루기로 하겠다.

압통점 해결사인 피내침

압통점 서너 곳에 침을 놓았다고 해서 극적인 효과까지 기대할 수 있을까? 하는 의심은 어쩌면 당연한 일일지도 모른다. 그러나 인체가 유기체(有機體)라는 점을 감안하고 살펴보면 하나의 작은 자극만으로도 전신적인 영향을 준다는 것이 납득 갈 수 있다.

더구나 인체 내부의 문제와 관련해 특정 피부 부위에 압통이 생겼다면 그 압통점은 문제를 해결하는 관문이자 문을 여는 손잡이며 열쇠와도 같은 것이다.

이를 물리적인 면으로 달리 표현해보면, 전기적 접지나 지렛대 원리와 같이 생각해 볼 수 있다. 또 좌우대칭구조에서 균형유지에 필요한 힘은 '아주 작은 힘'이라는 점을 들어 좀더 부연해서 설명해본다.

①전기적인 정체현상을 해소하는 피내침법
우선 피내침의 피부에 대한 자침자극은 전기적인 정체현상을 어스(접지)시키는 결과로 기혈정체(통증과 관련됨)를 즉각적으로 해소하는 경우를 들어 살펴볼 수 있다.

전기적인 상황에서 볼 때 피부겉면은 인체 중에 가장 예민하고 방전이 잘되는 곳으로 자침한 순간 피내침에 의해 나타나는 방전효과는 첨단유도전류(尖端誘導電流)적 특성을 가지고 있다. 전기적 방전은 침뿐만 아니라 압통점을 찾는 동안 손끝의 접촉으로 인한 압통점의 전기적인 정체가 상당부분 해소된다. 때로는 더 이상 치료할 필요를 느끼지 않는 경우도 있다.

②좌우균형을 달성하는 피내침법

피내침 요법은 인체의 좌우 균형에서 피부 위에 가해지는 보법(補法)이라는 관점에서도 관찰이 가능하다.

압통점이 있는 반대측 같은 점에는 비교적 강한 자침자극을 주는 것이 치료상 필요한 경우가 있다.

압통 현상을 나타내는 곳과 똑같은 신체의 좌우 대칭점에 적절한 자극을 주면, 인체가 자극에 대해 능동적으로 반응하는 유기체라는 것과 인체는 좌우 대칭적 균형체를 지향하고 있으므로 미미한 자극에 의해서도 통증해소를 비롯한 문제해결에 기회를 제공받아 유효하게 반응한다.

이러한 신체의 좌우균형치료는 피부와 그 속 근육층 가까이에 나타나는 피부 반응점을 찾아 좌우균형을 고려해 자침해 줌으로써 유기체는 균형을 회복하여 자신의 에너지를 보다 효율적으로 작용하여 온전해지는 방향으로 조절하여 치료하는데, 이것이 바로 '통증조절 상대성 요법'이다.

팔 다리 어깨 무릎 등 운동기계의 문제들을 치료하는 방법으로는 먼저 압통을 찾아 그 곳에는 피내침을 부드럽게 자침해주고, 그와 정 반대측에는 자침이나 강한 압자극 등 반사작용을 나타내기에 충분한 자극을 가해준다. 이렇게 좌우균형을 유지할 수 있도록 해주면 통증 조절에 대단히 유효하다.

이러한 압통점에 대한 적절한 초기 조치는 뒤이어 나타날 예정이었던 어려운 상황들이 간단히 해소되는 전환적 첫 걸음이 될 수 있다.

피내침법의 유래

 필자가 피내침법을 처음 대하기는 1976년 고등학교를 졸업하던 해 겨울 무렵으로 기억된다.
 고등학교를 졸업 후 집에서 잠시 쉬는 동안 부친(호산)께서 '피내침법'이라 쓰인 얇은 책자를 한 권(일본인 저자) 건네주시면서 새로운 침법이니 한번 보라고 하여 처음으로 피내침법을 알게 되었다.
 그 책에서 강아지가 발을 다쳐 한발을 들고 다니는 고통스런 모습을 보고 어떻게 도와줄 방법이 없나 고민하던 끝에 반대측 다리에 침을 놓아주자 즉석에서 뛰어다니는 강아지를 보면서 시소(see-saw) 원리를 발견하게 되었다는 부분에서 크게 공감이 갔었다.
 그 후 필자는 어디를 가나 피내침통을 들고 다닐 정도로 피내침을 선호하게 되었다. 특히 해군에 재직시 후배 병사들이 고된 훈련으로 자주 문제가 생기는 발목염좌 무릎관절통 요통 등의 운동기계 질환 치료에 재미를 붙여 전우들을 보살피다 보니 '진중(陣中) 침술사'라는 별명이 붙어 다니기도 하였다.

 이러한 피내침 요법은 1950년대 초 일본에서 고안되었으며, 70년대 이후(*72년 미국 닉슨 대통령 북경방문) 국제적인 침술교류의 붐을 타고 세계적으로 전파되기 시작하였다.
 그 시기에 필자가 보았던 적우행병위(赤羽幸兵偉)선생이 지은 피내침법이 국내에 들어와 대구 동양종합통신교육원의 박종갑(朴種甲) 선생의 번역으로 1976년 말에 소개되었던 것으로 사료된다.

그 후 국내에서는 쑥뜸 관련 전문제조업체 사장 김영수(金永洙)선생이 '한국 피내침요법 연구회'를 창설하였었다. 그러나 안타깝게도 침구인들 역시 이 작은 침의 효능을 충분히 깨닫지 못하고 시들해지고 말았다.

피내침 요법은 협회 수준의 조직적인 발전은 거의 중단되었지만 재야의 많은 분들이 꾸준히 연구하며 활용하고 있다. 필자의 부친 호산(湖山) 박진옥(朴璡玉) 선생은 50년 재야 침구인 생활 중 40년을 한결같이 이 피내침 요법을 연구하면서 인술을 펼치고 있다.

광명자연건강학회의 본 필자도 부친 뜻을 계승하여 민중요법으로써 누구나 실천할 수 있는 좋은 건강법 중 하나인 피내침법을 연구하면서 책자를 펴게 되었다. 이에 많은 분들의 동참과 함께 지도편달을 부탁드린다.

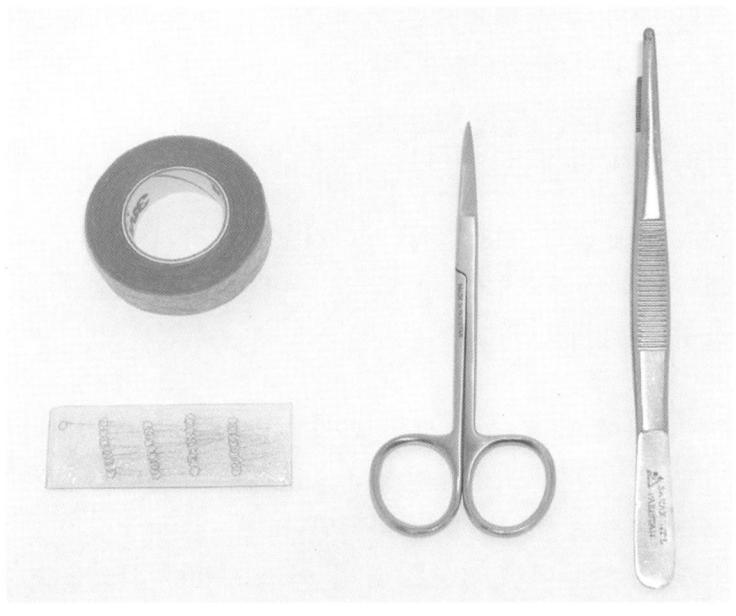

피내침요법에 사용되는 도구(피내침 핀셋 가위 종이반창고)

제 1장   피내침 요법의 특징

　침이라고 하면 일반적으로 호침과 같이 피부에 깊숙이 꼽는 침을 연상한다. 피내침 요법은 전혀 다른 의미의 침법(針法)으로 단지 피부에 얕게 자입되는 '피부(皮膚) 내(內)의 침(針)'을 줄여서 '피내침(皮內針)'이라 부른다.
　그런데 왜 피부는 외부의 자극으로부터 신체를 보호하고, 어떤 변화에 즉각 반응하며, 그 상황을 뇌에 전달하는가?
　피내침 요법에 적용되는 피부는 여러 장기와 관련시켜 볼 수 있다고 하는데.. 피부는 폐와 관계가 있어서 폐호흡을 보조하는 피부호흡(皮膚呼吸)이 있으며, 신장 및 방광과 관련하여 땀을 배출시켜 몸의 배설 작용을 돕고, 추위에 몸을 노출하였을 때 피부의 모공(毛孔)이 닫혀 닭살처럼 우뚝 솟아나 열과 수분의 방출을 막아 체온을 조절하는 등 많은 기능들과 관련한 피내침의 특징을 살펴보기로 한다.

제1절   피내침의 특징

　인체의 단순한 겉껍질이 아니라 여러 장기와 밀접하게 관계된 피부를 이용하는 치료법인 피내침의 일반적인 특징은 다음과 같다.

　(1) 환자에게 부담이 적은 가장 기초적인 치료법
　인체에 이상이 생기면 정상적인 상태로 되돌리기 위하여 인체는 스스로 이상반응을 나타낸다.
　신체 내부의 이상 현상은 표면 어느 부분에 가려움증 따끔거림 예민감 둔통 마비감 등으로 나타난다.

그러면 일반적으로 자기도 모르는 사이에 긁거나 주물러 주게 되고, 그렇게 하고 나면 이상반응 부분이 시원해지고 이상 현상도 소실되는 경우가 많다.

이처럼 인체는 크고 작은 이상에 대해서 치료를 거의 무의식적으로 행하고 있는 셈이다.

피내침법은 이러한 작용을 효과적으로 달성시킬 수 있도록 고안된 침법이다. 인체의 이상 현상을 전통적인 침법 보다는 환자에게 부담이 거의 없으면서도 매우 효과적으로 치료할 수 있는 방법이 바로 피부 내의 자침법, 피내침법인 것이다.

어려운 병에 대해서도 당당히 치료해내는 피내침의 피부 자극요법을 보면 가장 간편하면서도 환자에게 부담이 거의 없는 아주 좋은 치료법이라 하겠다.

(2) 압통점에 대한 접촉만으로 치료됨

인체가 내부의 이상을 표면으로 나타내어 치료되고자 한다면, 표면에 아~아~ 아프다는 소리를 내듯 나타나는 아시혈(阿是穴 압통점)을 탐색하는 과정 자체가 바로 인체내부의 이상을 알아주고 다스려주는 방편이 되는 경우가 있다.

실제로 이곳에 피내침을 자침하기도 전에 압통이 반감되거나 소실되는 예를 자주 본다. 그래서 아시혈은 하늘이 응해주는 혈, 즉 '천응혈(天應穴)'이라는 별명이 있다.

(3) 부작용과 위험성이 없음

효과가 뛰어난 치료법은 대부분 반대급부의 부작용과 위험성이 따르기 마련이다. 그런데 피내침 요법은 피부의 폭넓은 수용성 때문에 부작용이 없고, 위험성도 없다.

단지 피부에 부착감과 같은 이물감이 조금 있을 뿐이다. 피부가 약한 사람에게는 피부가 헐거나 가려움이 나타날 수 있다. 이때는 부착 시간을 조금 단축하고 치료부위를 청결히 해주면 크게 걱정할 일은 아니다.

(4) 치료 응용범위가 넓음

인체 여러 부위의 통증제거와 혈액순환 장애에 따른 문제점 및 인체 내부 장기의 문제가 표면으로 표출되는 한에서 피내침 요법으로 해결할 수 있는 치료범위는 매우 넓다.

운동기계의 질병은 물론이며 호흡기 순환기 부인과 정신과 소아과 등 거의 모든 병들이 좋은 효과를 나타내고 있다.

인체의 어딘가에 문제가 있으면 그 문제를 외부에 호소하여 이를 극복하고자 하는 피부 압통점이 나타나는 것은 당연한 일이다. 피내침 요법은 바로 이를 추적하여 찾아내 자침해 주는 것이기 때문에 치료범위가 넓다.

(5) 전문지식 없이도 치료를 시작할 수 있음

많은 치료법들이 인체에 대한 전문지식과 각종 치료기구에 대한 사용법을 익히 알고 있어야 한다.

그러나 피내침 요법은 아픈 곳이나 특정 부분과 상응되는 반응점을 찾아 피부의 결을 따라 피부 내에 자침하는 기초 지식만으로 쉽게 치료에 임할 수 있다.

(6) 어린이나 여성들의 질병치료에 응용이 쉬움

소아들에게는 대부분의 치료법들이 부담이 된다. 그러나 아이들의 발열이나 감기는 뒷목뿌리 부분 '대추'혈에 피내침을 꽂으면 쉽게 호전되며, 생리통을 비롯한 부인과 질환은 '삼음교'혈에 피내침 요법으로 쉽게 해소된다.

자침이 부드럽고 얕게 자침되는 피내침은 어린이들이나 여성들의 치료법으로 적합하다.

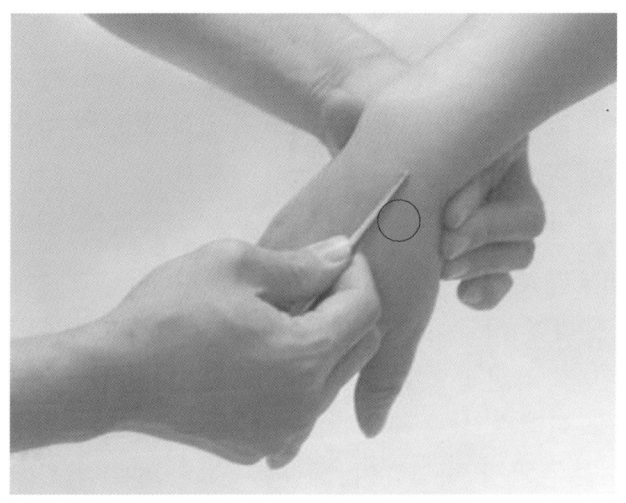

손목의 외측 중심 '양지'혈에 피내침을 놓는 모습

*최근에는 양지에 놓기보다는 양지 좌우측에서 엄지방향 또는 복숭아 뼈 방향으로 놓아주어 손목의 회전성을 살리기도 한다.

종합해보면 피내침 요법의 장점은 피내침을 피부에 꽂고 다녀도 치료효과가 일정하게 지속되며, 크게 불편하지 않고 장시간 유침(留針)해 두어도 피부에만 꽂혀 있어 잘 화농(化膿)되지 않는다.
 시술법도 어렵지 않아 누구나 간단히 자침(刺針)할 수 있다. 그러면서도 그 효과가 지속적이고 대단히 크다.

제2절   피부의 구조와 피내침(皮內針)

(1) 피부의 생리적 기능

피부는 생체의 표면에서 외부와 접촉하고 있기 때문에 끊임없이 여러 자극을 받고 이에 응대하므로 생체를 보호하기 위해 다양한 역할을 한다.

① 보호작용

진피의 탄력섬유와 진피 아래의 피하 지방조직에 의해 외부의 물리적 자극이 직접 내부에 미치지 않도록 완충하고, 피부표면을 약산성으로 유지하는 이온(ion)적 완충능력이 있어서 화학적으로 유해한 자극으로부터 보호한다.

또 피부의 가장 바깥층인 각질(角質)과 피부 지질(脂質)은 수분의 과도한 내부 침입이나 외부로의 방출을 막는 장벽 역할을 한다.

표피의 멜라닌 색소는 자외선을 흡수하여 생체 내로 들어오는 자외선 침입을 차단한다.

② 체온 조절 기능

피부는 모세혈관의 확장과 수축에 의한 피부 혈류량을 변화시켜 발한(發汗)에 의한 체온조절에 도움을 준다.

③ 신경전달 및 감각 기능

피부는 외부환경의 변화를 수용하고 피부감각으로 반응한다. 감각에는 촉각 압각 온도감각 통각 등 감각수용체가 진피 내에 분포되었다.

개별 생체의 표면에서 외부 환경과 접촉하고 있기 때문에 끊임없이 일어나는 여러 자극을 수감하고 이에 응대하는 과정에서 뇌 중추와 직결되는 통신망을 유지하고 있다.

따라서 피부는 생체를 보호하기 위한 다양한 역할로서 뇌로 통하는 가장 외부의 수감(受感)기관이자 전초병이다.

④ **흡수와 배출 작용**

피부에서 여러 물질들이 인체 내외로 흡수 및 배출되는데 그 경로는 각질층 모낭 피지선 한선 등을 통한 배출과 흡수가 있다. 이 세 가지 경로 중 각질층을 통한 반투막성 흡수와 배출이 가장 중요한 경로이다.

이러한 흡수와 배출에 영향을 미치는 요인들을 살펴보면,
● 친 지방성(지방에 친화력이 있는) 물질은 피부에서 흡수가 잘 된다. 그러므로 부신피질 호르몬 등의 스테로이드나 비타민 A D E K 등의 지용성 물질은 흡수와 배출이 피부에서 잘 이뤄진다.
● 피부에서 수분량을 증가시키거나 온도를 올려주어도 흡수와 배출이 촉진된다.(사우나실 온습 찜질 등)
● 화장수 등 피부에 바르는 용액의 산성도가 변하면 이온화가 촉진되어 오히려 흡수가 안 된다.
● 가스화된 물질들은 비교적 흡수와 배출이 잘 된다.
● 각질층의 두께에 따라 흡수 및 배출량이 달라지고, 손바닥 발바닥 등 각질층이 두꺼운 곳에서는 잘 안된다.
● 피부는 자율신경의 역할에 따라 붉어지거나 창백해지는 등 감정을 표출하는 기관이기도 하며, 자외선의 영향으로 인해 비타민 D의 합성이 이뤄지는 기관이기도 하다.
● 한선의 땀, 피지선의 분비작용과 가스교환 등 피부 표층으로부터 노폐가스 배출 등이 일어나 인체의 체독을 저하시켜 준다.

이상에서 피부는 호흡 분비 배출을 통한 체액 정화 기능을 갖고 있음을 살펴보았다.

'피부는 오장육부의 거울이다'라는 표현이 있듯이 내장의 각 기관들은 피부를 향해 거미줄처럼 수많은 경락선을 유지하고 있어 노폐물이나 이상혈액을 피부표면으로 운반하여 정화시키는 작용을 한다.

피부는 폐와 관련해 폐호흡을 보조하는 피부호흡이 있다. 그래서 폐 기능이 떨어지면 피부도 수척해지고 피부병을 치료할 때 한방에서는 폐를 다스리는 처방을 사용한다.

피부의 발한(發汗)과 체온조절 작용은 신장 방광 계통과 관련한 수분조절 기능이 있다.

이러한 피부는 표피 진피 피하지방층으로 구성되어 있으며 그 안으로 근육층이나 골막 등이 있다.

※ 피부 이야기

내가 처음에 하나의 세포였을 때 나는 온전히 피부였다. 분화되기 시작하여 세포무리가 되었고, 더욱 분화되어 기관과 장기들로 만입(灣入 접혀져 들어감)될 때 나는 몸 속 깊이 잠기게도 되었다.

나와 이 세계의 경계에서 나를 표현하는 것은 겉모습이나 그 모습에는 나의 내부를 비춰보는 거울이 있다.

척수(脊髓) 그리고 그들이 머리에서 모인 뇌(腦)~ 그리고 입과 항문으로 이어진 긴 관으로 만입되어 지기(地氣)의 장기인 소화기가 되고, 그 옆으로 만입되어 천기(天氣)의 장기인 폐가 되었다.

몸속에서도 관(管)과 막(膜)으로 신장과 신장을 일구어 지금은 서로 떨어져 있지만, 처음에 우린 하나의 세포였다. 뇌와 척수 신경들도 바로 나의 분신들이다.

이들이 문제가 생기면 한 생명을 감싸서 노심초사 보호해주는 나에게도 그 아픔이 절절히 전달된다.

(2) 피부의 구조

전신을 덮고 있는 피부는 외부 환경변화로부터 인체를 보호하고 인체 내의 노폐물질을 배출하는 기능을 담당한다. 성인에서 피부 표면적은 약 $1.6m^2$정도이며 바깥으로부터 표피 진피 피하지방 등 3개의 층을 이루고 있다.

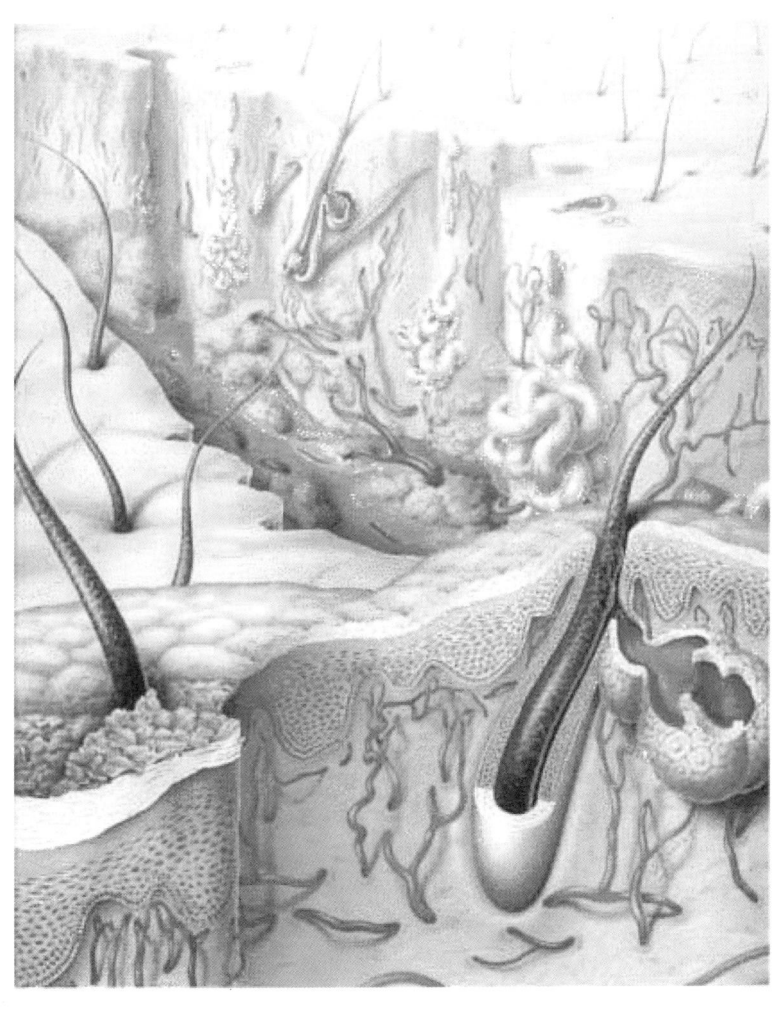

① 표 피

표피는 3층 중 가장 바깥을 이루고 있고 가장 얇아 평균 두께가 0.1mm 정도다. 상층에서부터 각질층 과립층 유극층 기저층으로 구분되며 가장 중요한 기능은 장벽의 역할이다. 즉 자외선, 물리적 화학적 자극, 건조 등에 대한 방어역할을 하며, 각질을 형성하여 분화과정인 '각화'(角化, 흔히 말하는 '때') 역할도 한다.

표피의 가장 하부인 기저층에서 각질이 형성되는 과정까지는 평균 39일이 걸리나 이물질의 침입이나 표피층의 파괴 등이 일어나면 민감하게 반응하여 기저세포의 분열이 왕성하게 된다.

② 진 피

진피(眞皮)는 표피와 피하지방 사이에 위치하며 표피두께의 10배에서부터 최대 40배 정도로 피부의 90%정도를 점유하고 있다. 표피 아래에 있는 결합조직인 진피는 피부의 대부분을 차지하며 신경과 혈관 표피에서 기원한 표피 부속기(한선 피지선 등)를 포함하고 있다.

진피는 둘로 나누어지는데 표피 바로 아래를 감각신경과 신진대사가 촉진되는 유두진피, 그 아래 피하지방층까지를 탄력성이 있는 망상진피라 한다.

유두진피는 아기가 어머니의 젖가슴에서 모유를 통해 필요한 영양분을 보충하듯, 유두 모양의 이 층은 수없이 얽힌 모세혈관에 의해 표피의 기저층 및 진피층에 영양분을 공급한다.

망상진피의 결합조직은 교원섬유(콜라겐) 및 탄력섬유(엘라스틴) 등 특별한 형체 없는 무형기질로 구성되었다. 이들은 모두 섬유아세포(纖維芽細胞)에 의해 만들어진다.

이러한 구조물들이 표피에 영양분을 공급하여 표피를 지지하고 외부의 손상으로부터 인체를 보호한다.

참된 피부라는 뜻을 지닌 진피는 수분을 저장하고 체온을 조절하며 노폐물질을 배출시킨다. 또 감각수용체를 작동시켜 외부와 적절히 적응시켜 나아가게 하므로 피내침이 자침되었을 때 가장 좋은 반응을 얻을 수 있는 곳이다.

③ 피하지방층

피하지방층은 망상진피의 하부에 위치하며 지방세포로 구성되어있다. 지방세포들은 섬유성 결체조직의 중격에 의해 소엽으로 분리되며 중격에는 혈관 림프관 신경이 분포되어 있다.

피하지방층은 신체부위에 따라 두께가 다른데 중년층의 허리에서 가장 두껍고, 눈꺼풀 음낭 음경에는 거의 존재하지 않는다. 피하지방층은 열과 충격을 흡수하여 완충시키고 영양소를 저장하기도 한다.

※ 피내침요법에서 침체(針體)가 피하지방에 머무는 것까지는 허용되나 효과는 그리 좋은 편은 아니다.

피하지방을 지나 근섬유에 닿아서는 자침감도 좋지 않고 근 섬유의 움직임에 의해 침 끝이 닿아 염증성 소지를 갖게 되므로 피해야 한다.

한편 진피층에 머물도록 주의하여 자침해주면 진피의 계속적인 신진대사작용과 관련해 피내침에 의한 자극에 대한 자각과 재생작용이 서로 상승되어 효과적인 치료반응을 얻어낼 수 있다.

(3) 피부와 피내침의 경혈학적 소견

　피내침은 피부에만 자침되는데 어떻게 몸 속 깊은 곳의 장기나 오래된 질병을 고칠 수 있다는 것일까.
　동양의학 경락학설에 따르면 인체는 팔과 다리를 상하로 오가며 세로로 이어진 12장부(臟腑)의 경맥(經脈)이 흐르고, 이 12가지의 경맥들로부터 분출되어 경맥들을 종횡(縱橫)으로 서로 이어주는 락맥(絡脈)이 그물 모양으로 망을 이루며 전신을 감싸 흐르고 있다.
　경맥과 락맥이 경락(經絡)을 구성하며 전신을 흐르는 중에 이 경락들은 제 기능을 다하기 위하여 기의 흐름을 빠르게 유지하려는 성향이 있다.
　빠른 흐름을 유지하려할 때 부수적으로 나타나는 원심성(遠心性)이 경락에서도 작용되어 피부 외곽 쪽으로 기가 표출되려 하는데, 이렇게 표출된 기는 외부로부터 인체로 침습하는 병의 원인이 되는 사기(邪氣 - 6종류 : 풍 한 서 습 조 열)를 방어하는 위기(衛氣)로 작용하게 된다.
　이 위기는 질병과 관련된 장기나 신체기관의 바로 위 피부표면이나 관련된 신체부위에서 흐름이 저해되면, 응결현상이나 압통 과민현상을 나타내는 것으로 생각된다.
　피내침법은 이러한 압통반응에 응수하여 이를 반대 방향으로 작용시켜 문제를 해결한다.
　피부 위에 표출된 압통점을 피내침으로 다스려 줌으로써 문제의 실마리를 찾아 그 통로를 따라 역추적함으로써 문제의 원인에 해당된 과녁을 맞추거나, 장애된 위기의 흐름을 국소에서 정상화시키는 것이 된다.

제2장 피내침요법의 5대 원리

 제 1장에서는 피내침 치료에 있어서 피부의 중요성과 피부 반응점 및 압통반응에 대한 내용을 다루었다.
 이러한 반응점에 대한 작용이 어떻게 치료효과로 연결될 수 있는지 본장에서 살펴 볼 것이다.
 먼저 인체가 유기체적 특성을 지니므로 적용되는 원리와, 좌우균형을 유지하여 치료한다는 시소원리가 있다.

제1절 생체 유기체(有機體) 원리

 인체는 생체이며 유기체다. 그러므로 인체에 스트레스가 증가되면 이를 극복하려는 생체의 부활능력 또한 비례해서 증가한다.
 일반적으로 생물들이 위기 상황에 처하면 열매를 더 많이 맺고, 단식 후에는 백혈구 수가 증가하는 현상도 비슷한 이유에서 이해될 수 있다.
 피내침 요법에서는 이 원리를 좌우 대칭점의 상대성 치료법에 응용하고 있는데 이를 좀더 살펴보기로 한다.
 유기체와 같은 성질을 지닌 공기주머니가 있다고 할 때, 이 주머니의 한쪽에 무거운 돌이 놓여 찌그러진 경우가 균형이 깨어진 질병상태다.
 찌그러진 공기주머니 내의 공기분자들이 돌을 밀어내고자 저항하겠지만, 자체적인 그 힘이 아직 부족하면 돌이 공기주머니를 계속 누르고 있는 상태가 지속된다.

그런데 그 돌이 있는 반대쪽에 비슷한 크기의 돌을 얹어 놓아 보면, 일순간에 공기 주머니 내의 저항력은 두 배로 증대되면서 주머니 위에 놓여진 돌을 모두 밖으로 밀어 떨어뜨릴 수 있게 된다.

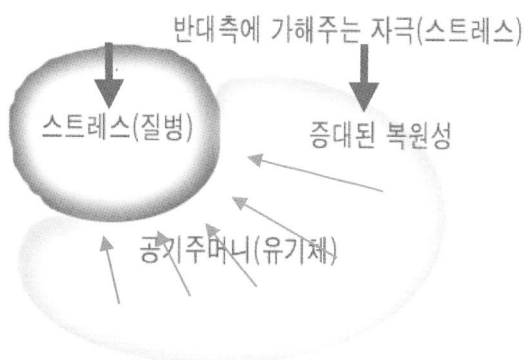

여기서 ①저항력이 배가 된다는 것과 ②반대쪽에 또 다른 돌을 얹어 준다는 것을 살펴보면, 피내침 요법의 통증조절에 자주 사용되는 좌우상대성침법에 유용한 힌트를 얻을 수 있다.

응용 : 환처가 어디인가를 살펴 그와 대칭인 반대쪽을 찾아 표시해두고 건강한 쪽에 강한 자극을 주면서 환처에는 피내침을 붙여주어 좌우균형을 맞추도록 한다.

※ 한쪽으로 치우쳐 나타난 무릎 관절통, 견비통, 테니스엘보, 발목염좌 등 사지 부위의 통증 조절에 잘 적용된다. 뿐만 아니라 인체에 가해지는 강한 자극은 생명력과 면역력을 증대시키는 반사치료법에도 잘 적용된다.

제2절 시소(See saw) 원리

공원 놀이터나 유치원에서 흔히 볼 수 있는 놀이기구 중에 시소가 있다. 이것은 무거운 쪽이 내려가고 가벼운 쪽이 올라가는 좌우대칭의 원리를 이용해 만들어진 기구다.

우리 몸도 좌우 대칭으로 시소처럼 한쪽이 아프면 그 부분의 생체기능이 떨어진다.

중풍 후 편마비후유증이나 외상성 운동기계 질환에서 환측의 압통점이 어디인지 정확히 찾아 표시하여 피내침을 자침한다.

그와 대칭이 되는 반대측에도 똑같은 점을 찾아 그곳에 강한 자극을 주면 순식간에 좌우의 아픔에 큰 변화를 일으켜 치료의 목적을 달성할 수 있게 되는 것이 바로 시소 원리다.

이때 아프지 않은 쪽에 강한 자극을 주고, 아픈 쪽에 피내침을 자침하는 방법으로 '선건사 후환보(先健瀉, 後患補)'라는 말이 있다. 그러나 실제 임상을 해보면 먼저 압통점에 피내침을 놓은 뒤 상황을 보아가며 반대측에 행하는 강한 자침의 자극 정도를 결정하는 것도 권장할만하다.

환자를 앞에 두고 치료할 때 압통점을 찾아 그 반대점을 자극하고 다시 압통점에 피내침을 시술하려면, 압통현상이 감소하여 피내침 자침이 무의미해져 압통점에 대한 치료기회를 잃게 되는 경우가 종종 있다.

압통점을 찾았으면 일단 피내침으로 자침해 두고 압통점 자극에 대한 효과를 가늠해 보면서 반대측에 자침이나 지압 자극을 하면서 그 자극량을 조절하면 치료가 훨씬 쉽다.

시소(See saw)의 원리

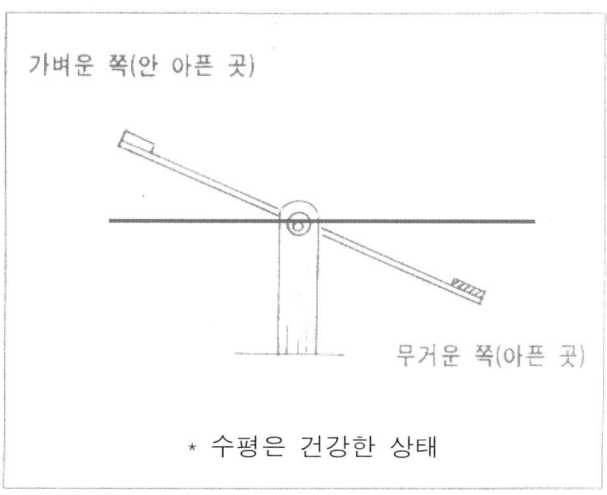

환측과 건측의 자침순서에 대하여~

일반적으로 선건 사(瀉)-먼저 건측을 사하고, 후환 보(瀉)-후에 환측을 보한다라는 원칙이 있다.

그러나 호산은 압통점이 현저한 경우에 임상적으로 먼저 피내침을 환측에 놓아준 후 그 경과를 지켜보면서 필요에 따라서 건측에 굵은 호침 등을 자침하여 자극량을 조절해 가며 치료의 경과를 살펴보는 방법을 사용한다.

먼저 건측에 자침하고 나면 환측의 압통점이 없어지고 만 경우도 많거니와 압통점에 자침하여 해결할 수 있는 치료기회를 박탈하는 결과가 되기 때문이다.

그러므로 압통점은 발견하자마자 바로 조치하고, 그런 다음 추가로 건측에 대한 추가 자극량을 조절한다

그러나 환측에 대한 치료를 시소원리에서 말하는 상대성 원리를 이용한 치료만을 행할 때는 예외다.

제3절 피뢰침(避雷針) 방전(放電)효과

　인체의 신경전도는 전기적 신호로 밝혀지고, 이러한 생체전류의 이상(異狀) 현상은 질병현상으로 나타난다.
　이를 대기(大氣) 중에 하전(荷電)량이 많아 천둥번개가 나타나는 흐린 날씨와 질병으로 저기압이 된 인체를 비유하면서 설명할 수 있다. 즉 낙뢰를 유도하는 피뢰침(避雷針)의 역할이 곧 자침(刺針)에 의한 인체의 전기적 방전으로 보는 침술의 원리이다(『광명침 비법』제6장 제1절 참조).
　이 원리에서 얻을 수 있는 성과는 자침순서와 자침깊이, 침의 재질 등 아래와 같다. 이에 대한 상세한 것을 살펴보도록 한다.

　① 자침 순서 : 인체에 전기적인 정체현상이 있을 때 이를 말초에서부터 방전시키는 경우와 체간에서부터 말초로 방전시키는 경우를 생각해 볼 수 있다.
　이러한 원리는 중풍이나 안면신경마비의 경우 자침순서와 자침방향에 중요한 고려사항이 될 수 있다.

　② 자침 깊이 : 일반적인 병소의 자침깊이는 신체의 부위별 특성에 따라 대략적으로 정해지고 있다.
　그러나 보다 면밀히 살펴볼 때 근육이나 장기 등 모든 신체부위의 병소는 그 깊이가 분명히 있다.
　여기에서 자침 깊이는 통증이 나타나는 곳과 관련된 곳에 침 끝이 머무르게 하는 것이 전기적인 정체현상을 원활히 해결하는 좋은 자침법이 된다.

피내침법에서는 압통점이 피부 바로 위에 있거나 피부 속 좀 더 깊게 있는 압통들도 그 부근의 피부표면에 시술해 주게 된다.

피부 아래 깊숙이 있는 응결들은 어떻게 될 것인가?

자침에 의한 방전이 이루어져 전기의 통전(通電)과 같은 현상으로 치료에 도움을 준다. 이는 자침이나 전기적인 자극에 있어서 표리상통(表裏相通)의 효과로 말 할 수 있다.

같은 이유로 피내침의 끝은 전도성이 떨어진 피하지방층에 머무르기보다는 양전도성 이며, 신경이 밀집된 진피층에 머무르도록 신경을 써야 하겠다.

③ 침의 재질 : 침의 재질은 일반적으로 인체에 무독한 스텐레스 합금(산푸라티나 등)을 사용한다. 그러나 금 피내침이나 은피내침 또는 알루미늄으로 침병이 되어있는 것들도 필요에 따라 사용한다.

과학적인 입장은 아니지만 경험적으로 보사법에 적용하는 침의 재질에서 보법에는 금침을, 사법에는 은침을 사용하는 관행에 대한 어떤 암시를 주고 있다.

통상적으로는 전기(電氣) 전도성(傳導性)이 무난하고 위생적인 스텐레스 합금을 사용한다.

④ 극혈(隙穴)을 사용하는 이유 : 인체에는 여러 경혈점이 있는데 특히 12 경맥에 하나씩 '극혈'이라 이름 붙인 곳은 특별한 의미가 있다. 어의적인 의미에서 간극 극자('隙' 字)를 쓰는 이 혈들은 근과 근 사이, 근막(筋膜)과 뼈 사이, 뼈와 뼈 사이 등 틈새에 위치하고 있다.

즉 자침된 침 끝에 의해 방전(放電)되는 전기적 정체(停滯)의 해결 효과가 간극(間隙)의 통로를 따라 먼 곳에까지 전달되는 특징이 있다.

이는 극혈에 대한 자침효과가 극적으로 나타나는 이유에 대한 근거가 될 수 있으며, 비슷한 여건을 갖춘 인체부위에 대한 극혈과 같은 효과가 빠른 새로운 경혈점을 찾아볼 수 있겠다.

⑤ **시술가의 건강상태** : 기혈순환의 정체현상이 나타난 부위가 압통점이며, 침술자극이 필요한 부위이다.
그곳이나 그곳과 연결된 부위에 자침이 행해지면 전기적 방전이 되어 치료적 효과가 나타난다.
그런데 시술가의 몸 상태가 좋지 않을 때는 같은 원리로 시술을 유보하는 것이 좋겠다. 다시 말해 건강한 시술가가 타인을 도울 수 있다는 이야기다.
더하여 시술가의 손은 알콜솜 등으로 잘 소독하여 적절히 준비되어야 하겠다.

⑥ **음양화합의 효과** : 흔히 말하기를 여자는 남자가 치료하고 남자는 여자가 치료함이 효과가 좋다고 말한다.
또 어린이의 병은 할머니가 할머니의 불편함은 어린이가 안마해야 좋다고 한다. 아마도 어린이는 양기(陽氣)가 많고 노인에게는 음기(陰氣)가 많아 노소간의 상호 보완적인 경우일 것이다.

제4절 유침(留針)에 의한 정혈(淨血)효과

　인체를 흐르는 기혈도 유체역학(流體力學)적으로 접근해 볼 수 있다. 즉 침을 자침한 곳은 다른 부위보다 흐르는 통로가 좁아진 반면 유속이 빨라진다.
　학창시절에 산이나 들길을 가다가 징검다리나 개울물이 흐르고 있는 곳에 말뚝이 박혀있는 것을 종종 보게 된다. 이를 좀 더 가까이 보면 말뚝이 박힌 주변에는 깊이 패여 있음을 알게 된다.
　흔히 생각하기를 그곳이 다른 곳보다 물이 흐르는 폭이 좁아 물살이 세니까 센 물살에 의해 패인 것이라 생각한다.
　이 같은 생각도 틀리지는 않겠으나 물리학자 베르누이는 좁아진 통로에서 유속(V)이 증대하면 →압력(P)이 낮아져 음압이 발생(베르누이 정리　V가 증대되면 P는 감소한다) 한다고 보았다.
　따라서 침을 놓은 부위는 침체의 굵기에 의해 흐르는 통로들이 좁아진 결과 유속이 빨라진다. 따라서 주위의 정상적인 유속 압 보다 낮아진 음압(陰壓 마이너스 압)에 의하여 정혈(淨血) 되는 것이다.
　유속에 의하여 기혈 순환이 정상화되는 것은 침을 놓고 난 뒤 얼마 되지 않았어도 침체 주위가 붉어지는 것을 보면 알 수 있다.

　여기서는 자침하는 침의 유침(留針) 시간과 자침 심도(深度) 등이 중요하게 검토 될 수 있다(『광명침 비법』 제6장 제2절 참조).

① 유침시간 : 피내침은 자침한 후 반창고로 고정하는 방법이므로 다른 침에 비해 유침하는 시간을 길게 할 수 있다.

참고로 일반 자침에서는 자침 초기의 인체 반응과 자침 후의 재 반응은 경험적으로 15분 정도가 적합한 것으로 알려져 있다.

그러나 심폐기능과 관련된 곳은 반응시간이 빨라 이보다 시간을 단축함이 좋다. 반면 각종 운동기계의 마비를 치료하거나 만성병을 치료할 때는 자침 후 한참을 지나야 효과를 내는 경우가 있다.

피부에 유침하는 피내침은 통상 2-3일간이나 그보다 길게는 일주일 이상 거의 제약 없이 피내침을 길게 유침하여 만성병에 적용한다.

② 자침심도 : 여기서 말하는 자침심도는 침체가 정혈작용을 충분히 달성하기 위하여 자침부위에 머물러 주는 것이다. 피내침의 경우 피부에서 신진대사를 비롯한 흐름들이 가장 왕성한 진피층에 침이 머물러야 한다.

참고로 일반침법에서는 병소와 관련된 어혈이 뭉쳐있는 곳이나 관련 신경의 소재(所在) 등을 살펴 목적하는 깊이까지 침 끝이 자침되어 닿도록 깊게 자침하기도 한다.

제5절 원격치료(遠隔治療)의 원리

인체의 발생과 발육을 보면, 하나의 세포가 분열을 거듭한 후 상실기(桑實期)에 이르러 확장(擴張)과 만입(灣入)을 거쳐 지체와 장기가 구성된다.

① 인체의 발생학적 측면
세포들의 무리가 구장(口腸 입)과 항장(肛腸 항문)으로 만입되어 들어가 소화관(소화기계의 기초)이 생기고, 그 뒤로 척삭(脊索 척추의 시초)이 생성된다.
소화관은 구장으로부터 위 소장 대장에 이르러 항장에 이르고, 구장 바로 밑에 어류는 아가미를, 포유류는 허파를 두었다.
소화관 옆으로 소화를 촉진하는 간, 췌장을~ 소화흡수에 대해 정화와 배설을 위해서 대장(항문) 그리고 대장과 근거리에 신장과 방광(뇨도)을 둔 것이다.

② 경락에 대한 암시
한편 사지의 확장과 발달에 있어서도 장기의 생성과 함께 하나의 세포로부터 전신에 이르는 이러한 발생의 원리를 보면 경락의 발생에 대한 이해를 도울 수 있다.
즉 폐의 경맥은 상부에서 폐와 같은 줄기에서 나와 엄지로 뻗어나며, 하늘의 기운을 받아야 하므로 바로 선 자세에서 팔을 펼치는 내측에 자리하게 되었다.(수태음폐경)
폐의 형상도 하늘의 기운을 팔 벌려 받아들이는 모습을 하고있는 것이다.
※ 이밖에 심장, 신장, 간담, 위비도 비슷한 원리로 이해할 수 있으며, 광명의학 자료들을 잘 살펴보시기 바란다.

③ 원격치료의 공진구조적 이해

라디오나 TV가 우리 주변에 많이 보급되어 있다. 이들이 처음에는 신기하게 여겨졌지만 공진의 원리를 알기에 이해가 쉽게 된다.

어떤 원리로 방송국에서 보내는 신호가 멀리 떨어져 있는 우리들 안방까지 라디오나 TV수상기로 듣고 화상을 볼 수 있는지 다시 한 번 생각해 본다.

이는 주파수를 맞춰서 송신측과 수신측을 공진(共振)시켰기 때문에 가능한 일이다. 그렇다면 우리의 몸도 주파수를 맞추어 볼 수 있겠다는 가정이 바로 원격치료의 원리이다.

이러한 원격치료점의 이해와 원격치료 가능성은~

작게는 인체구조와 미시세계(微視世界)의 분자구성, 크게는 인체와 우주의 전체성(holistic)에 있어서 공진(共振) 공명(共鳴)의 원리를 이해하게 한다. 따라서 원격치료의 반응점은 형상적 유사성이나, 유심적(唯心的)·기능적 관련성 등등이 공진되어 나타난다.(『광명침 비법』제6장 제3절 참조)

이때 자신의 척추와 관련시킨 광명수지침 중수골 요법(손등)이나 족 반사요법 반응부위처럼 눈에 잘 보이거나 항상 의식하는 인체 부위는 현재 상태를 상응한다.

한편, 태아 때 자신의 배꼽으로부터 반응점을 관련짓는 광명수지침의 손바닥 부위나 귀침(耳針) 반응점 부위는 자신의 눈에 잘 띄지 않거나 의식에서 벗어나 있어 무의식적 상응이나 현재 이전의 원형(原形), 또는 발생초기(發生初期) 상태를 상응한다.

이러한 원격치료 원리는 원격치료점들을 재발견하고, 기존 원격치료점에 대한 치유효과와 한계를 이해하는데 도움이 되며 피내침의 자침에도 참고가 된다.

④ 척추 부근에 나타난 원격치료체계

척추교정에서는 유혈점에 해당되는 척추를 바르게 하여야 할 목적의식을 갖고 치료에 임하고 있다. 즉 장기의 고질병이 근치된다는 생각으로 질병과 관련된 척추를 바로잡아 교정하고, 또 관련된 장기 반응점들에는 피내침을 시술하는 것이다.

척추의 분절에는 척추신경과 자율신경이 분포되어 있어서 특정부위의 척추 옆에는 특정 장기에 대한 관련성이 높다.

이를 동양의학의 경락학설 방광경 유혈이나 서양의학의 척추신경 과민대를 참조하면, 척추 부근의 압통점이 주는 피내침으로 오장육부를 치료하는 방법이 이해될 수 있다.

※ 헤드씨대(帶)의 척추 신경 과민대

헤드씨대는 척추신경과 내장반사에 대한 연구로서 내장의 상태에 따른 척추신경의 지각반응을 보여준다.

이러한 반응은 자극에 대한 영향이 특정한 척추 고도(高度)에 이르러 지각과민 또는 동통 등으로 나타나며, 또 특정한 척추 고도 부근을 자극하면 이에 속하는 내장에 영향을 주어 치료에 응용될 수 있다.

이러한 척추-내장 반사현상은 헤드씨 뿐만 아니라, 동양권 여러 나라에서 응용하는 경락학설의 '방광경 유혈'과 상호연관성이 높으며 '맛겐지의 지각 과민대'와도 비슷한 면이 많다.

이밖에도 '내장 영양반사'나 '내장 운동반사' 등도 있는데, '헤드씨대'의 임상 응용 몇 가지를 소개한다.

① 심장(心臟)질환 : 경추 3, 4번 및 흉추 2, 8번
② 폐(肺)질환 : 경추 3, 4번 및 흉추 3, 9번
③ 위(胃)질환 : 흉추 7, 8, 9번

④ 간(肝)질환 : 경추 3, 4번 및 흉추 7, 8번
⑤ 담낭(膽囊)질환 : 흉추 8, 9번
⑥ 장(腸)질환 : 흉추 9, 12번
⑦ 직장(直腸)질환 : 선추 2, 3, 4번
⑧ 신장(腎臟), 뇨관(尿管), 난소, 부속기관 질환 :
　　흉추 12번 및 요추 1번
⑨ 부고환(副睾丸)질환 : 흉추 10, 12번
⑩ 자궁(子宮)질환 : 흉추 10번 및 요추 1번
⑪ 난소(卵巢), 고환(睾丸)질환 : 흉추 10번
⑫ 전립선(前立腺)질환 : 흉추 10, 11, 12번,
　　선추 1, 2, 3번
⑬ 유선(乳腺)질환 : 흉추 4, 5번
⑭ 방광점막(膀胱粘膜)질환 : 선추 3, 4번
⑮ 방광수축력(收縮力)질환 : 흉추11, 12번, 요추1, 2번

기타 압진 반응점 소개

　압진 반응점이란 헤드씨대의 척추신경 고도에 따른 지각 과민 이론에 따르지 않고, 전혀 엉뚱한 위치에서 어떤 부분에 대한 질병현상이 진단이 되는 곳이다.
● 소야시의 배부 담도 압진점 : 담도염이나 담석통 발작시 담낭염이 있을 시, 흉추 우측 제 8-10의 극돌기와 횡돌기 끝단에 압통이 출현하고, 복부에서는 우측 제 6늑간 이하에 압통이 발견된다.
● 소야시의 소화기 질환의 둔부 압진점 : 식도, 위, 소장, 상행 결장 등 소화관의 점막 이상시는 전상 장골극과 후상장골극(양다리를 쫙 벌리고서 엎드려 누운 뒤 한 쪽

무릎을 옆으로 당겨 구부리면 같은 방향의 엉덩이 뒤에 튀어나온 선골과 인접한 장골뼈)의 중간 지점에 압통이 나타난다. 장티푸스인 경우는 90% 이상이 양성 반응을 보인다.

● 소야시의 생식기계 압진점 : 후상 장골극과 선골 결합부에 압통이 있을 경우에 남자는 전립선 이상, 여자는 임신이나 월경, 혹은 자궁의 이상일 경우가 많다.

● 보아스의 위유창점 : 흉추 제 10－12번 높이의 좌측에 나타난 압통점.

● 란스, 렌스만, 막구바의 충수점 :

우측 전상장골극(ASIS : 허리띠가 걸쳐지는 뼈의 전측면 상단 하복부 좌우측에 툭 튀어나온 뼈)에서 배꼽을 향하여 1/3되는 지점. 이 지점은 장염이나 난소의 이상 등과 구별되는 점이기도 하다.

제3장 피내침 치료 실기

본 3장에서는 피내침의 종류와 자침법 자침 방향 등에 대해 살펴보기로 한다.

제1절 피내침의 종류와 자침법

(1) 피내침의 종류

피내침은 과립식 피내침을 주로 말한다. 이와 유사한 것으로 T침 알루미늄 편(片) 압봉, 세라믹볼(닥터봉 활석) 등이 있는데 시중에서 쉽게 구해 쓸 수 있다.

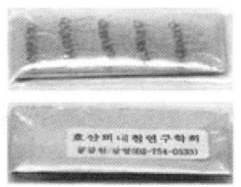 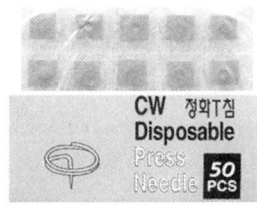

과립식 피내침은 침체의 길이 5-7mm정도로 한쪽에는 머리에 해당된 용두를 말아놓아 핀셋으로 쉽게 잡을 수 있고 자침 후에는 그 위에 반창고를 붙여 고정하며 피부로 더 깊이 자입되는 것을 방지하는 기능을 한다.

침체의 반대쪽은 침끝을 형성하여 피부 내로 잘 들어갈 수 있도록 만들어져 있다.

피내침의 각부 명칭

피내침 중에는 금(金)으로 만들어진 금피내침도 있어서 증상이 몹시 허한 경우나 원기부족 위무력증 노인성 질환 등에 보법으로 사용되기도 한다.

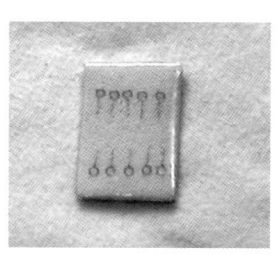

금피내침

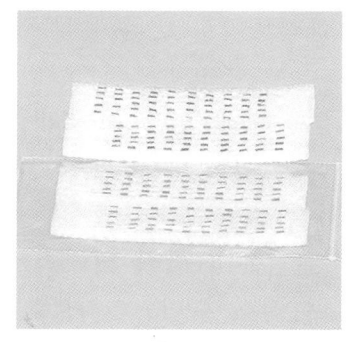

알루미늄 피내침

또 특이하게 피내침의 머리(용두) 부분이 알루미늄으로 만들어진 것도 있다. 이것은 알루미늄의 열전도성이 좋은 까닭에 특히 염증성 발열부위에 사용하여 국소의 해열을 유도할 때 사용되기도 하나 임상에서는 별로 구애될 바 없는 듯하다.

여기서 말하고자 하는 피내침은 과립식 피내침을 일반적으로 말하고, T침도 피하에까지 자침되는 경향이 있어서 엄격한 의미에서 피내침이라 말하지 않겠다.

※ 피내침과 T침의 자침상 차이점

피내침은 피부 내에만 경사지게 자침하고, T침은 그냥 수직으로 압편식으로 자침한다. 피내침은 자침 심도, 피부 결이나 경맥에 따른 자침 방향 등을 조절할 수 있다.

※ 피내침과 압봉 및 세라믹볼의 차이점

피내침을 대신해서 피부 압통반응점에 사용하는 기구로 알루미늄편(압봉 - 금색 은색), 세라믹볼(닥터봉 활석) 등이 있다. 이들은 피부 반응점에 자극을 줄 수 있다는 점에서는 피내침과 유사하나 피내침 요법의 자침 방향에 대한 치료 방법론이 제한되어 있고, 피부 자극에 대한 치료효과에 있어서 피내침 요법에는 미치지 못한다.

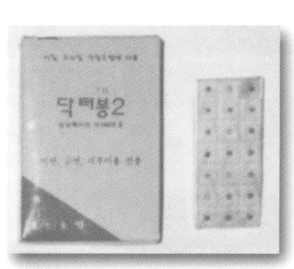
세라믹볼

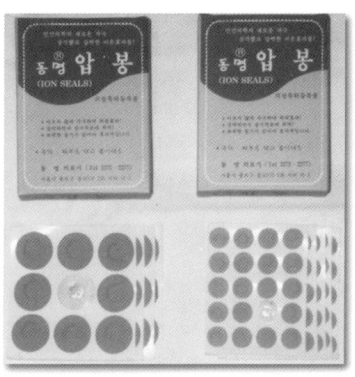
압봉은색 6호 1호

그러나 세라믹볼이나 압봉은 피부에 직접적인 자상이 없기 때문에 부담이 적으며, 자극이 더 필요할 때 스스로 눌러주기만 하면 추가자극을 더해줄 수 있는 장점이 있다.

※ 압통점에 압봉이 우수하게 작용되는 경우

이침이나 수지침 기타 원격치료가 가능한 압통점에는 자침방향에 대한 판단이 중요치 않다.

이때는 압봉을 붙여주는 것이 좋다. 예컨대 손등 중수골 오장육부 반응점에는 은색압봉 6호를 붙여준다.

(2) 피내침의 자침 요령

피내침이 피부를 지나 깊게 자침되면 인체는 외부자극을 즉각적으로 경계하게 되므로 피내침의 부드러운 터치에 의한 치료 유도(誘導)요인이 사라지고 만다.

① 먼저 제일 아픈 압통점을 찾아야 한다. 아픈 주위의 세로 선을 따라 하나 둘 셋 세 지점을 눌러가며 찾은 후 가로선을 따라서도 찾아 교차되는 점을 압통점으로 정한다.

② 압통점의 늘어진 피부는 팽팽하게 당겨서 자침한다.

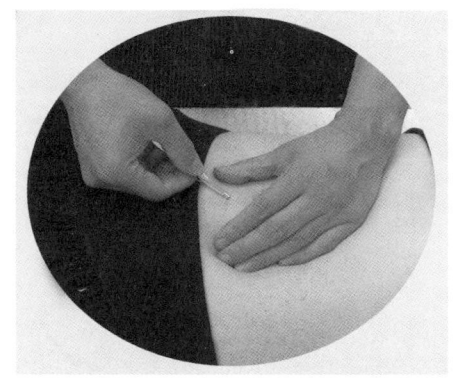

③ 자침방향은 피부의 주름과 굴곡신전을 고려한다.

④ 차침시 침 끝이 근(筋)에 닿으면 끝이 휘거나 염증이 발생하니 주의한다.

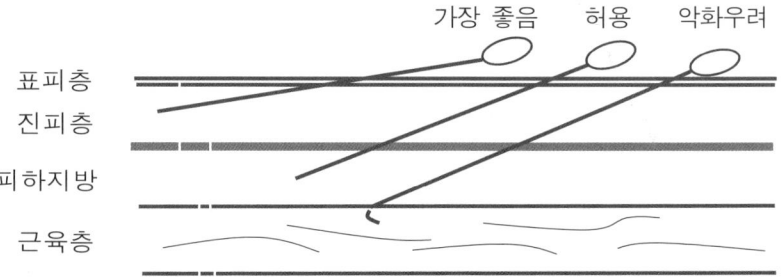

※ 피하 근층에 닿으면 근에 의해 침끝이 휘어질 수 있다.

고리모양으로 되어 있는 용두를 핀셋으로 잡고 자침 부위에 주름이 없도록 펼쳐 자침한 후 침을 고정하게 되는데, 침은 표피를 지나 진피층에 머무르는 것이 가장 좋다.

※ 올바른 자침 확인방법
피내침이 근층에 닿았나 확인하는 방법으로 자침된 피내침의 피부를 자침방향으로 살짝 밀어본다.
만약 근층에 침끝이 닿았으면 피내침이 일어서듯 용두가 올라온다. 이때는 자입된 피내침을 조금 후진시켜 진피층에 머물게 하여 고정한다.

⑤ 피내침을 고정시키는 법
과립식 피내침은 자침 후 고리 밑 피부에 용두가 편히 놓일 정도 크기로 반창고를 붙이고, 그 위에 반창고를 덧붙여 피내침을 고정시킨다. *반창고- 피내침 머리- 다시 반창고 순~
최근에는 피내침을 붙인 뒤 바로 반창고로만 고정하는 간편식도 자주 사용된다. 예전에는 반창고의 접착력이 떨어져 피내침 용두 상하에 반창고를 붙여 고정시켰으나 발침시 자침부위가 상할 우려가 있으므로 단순히 피내침 위에 통기성이 좋은 위생종이 반창고를 붙여두기도 한다.

※ 반창고는 적당한 운동성을 고려해서 붙인다.
반창고를 붙일 때 피부의 변화에 대해서도 참고하여 너무 긴장된 상태이거나 너무 이완된 상태로 붙이기보다는 피내침 자입부위가 반쯤 움직여 있을 때를 고려하여 반창고를 붙여주는 것이 활동하는데 지장이 없으며 오래 붙어 있게 된다.

⑥ 자침 후 유침 시간은 여름에 1-3일, 겨울에는 7-9일까지 두어도 괜찮다. 그러나 가급적 매일 압통점을 확인하여 새롭게 옮겨진 압통점을 좇아 피내침을 시술해 주는 것이 가장 좋다.

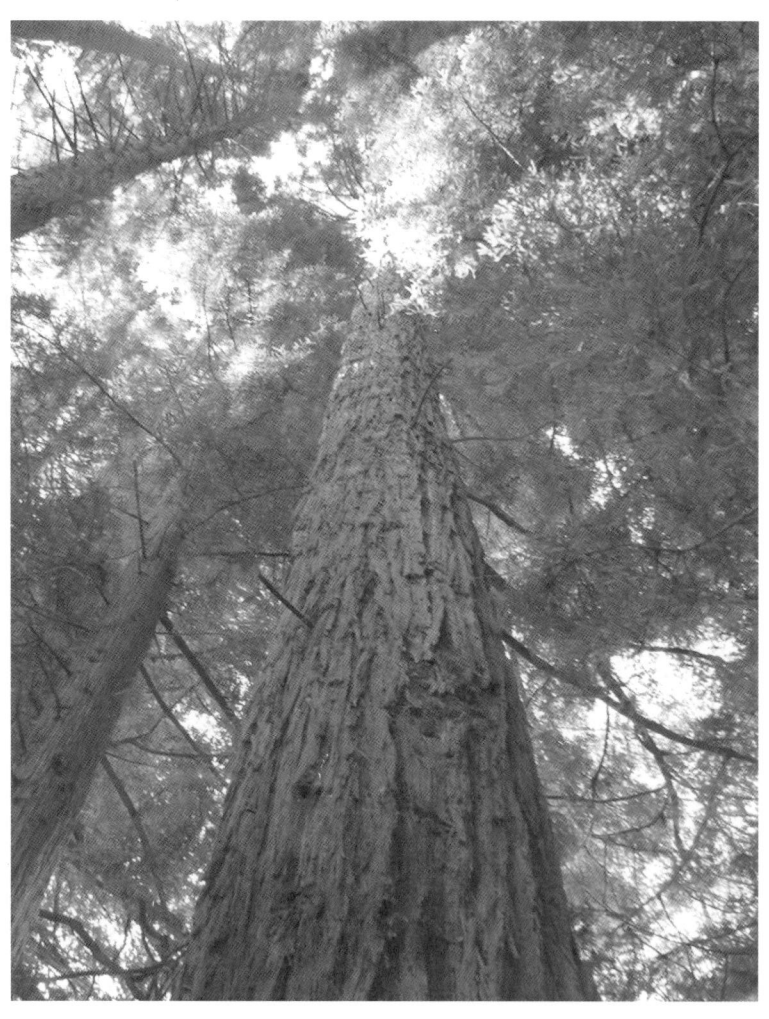

제2절   피내침의 자침 방향

  피내침 자침시 침끝을 어디로 향할 것인가는 상당히 중요하다. 침 끝은 정체현상 해소를 위해 자침되는 것이기 때문에 자침 목적과 기혈순환 인체의 구조 등에 부합되어야 한다.
  동시에 장시간 유침할 수 있도록 피부의 주름과 결 그리고 신체의 움직임에 저해되지 않도록 고려해 자침시킨 후 잘 고정해야 안정적인 피내침 자침이 된다.
  ① 양젖가슴 사이 단중 부근은 위에서 아래로 하향자(下向刺) 한다.

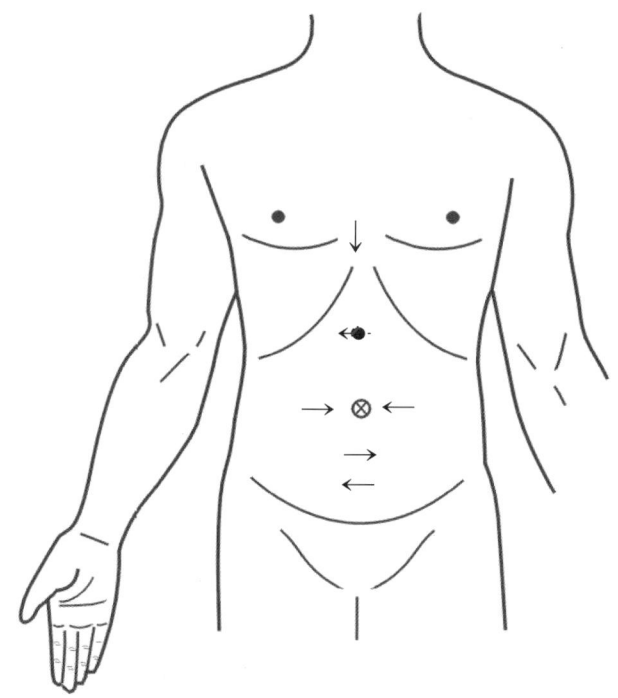

  ② 그 밖에 복부의 정중선 임맥상의 치료점은 좌측 또는 우측으로 횡자(橫刺) 한다. 이때 통상적으로 오장육부의 중

심인 중완을 중심으로 서로 엇갈리게 자침하여 좌우의 균형을 잡는다.
  최초의 중완의 자침은 병이 심한 방향으로 좌우방향을 정한다. 좌우 분간이 어려운 경우라면 남좌여우(男左女右 남자는 좌측으로 여자는 우측으로)를 따르기도 한다.

  ③ 신체의 정중선 임맥 및 독맥상에 자침할 때는 통상 횡자하게 되는데, 기준혈 방향에 대하여 교차되게 자침하여 기혈순환 에너지의 편중을 예방한다.
  예컨대 중완 좌향 자침 후 그 위에 있는 상완은 우향, 또 그 위에 있는 거궐은 좌향, 그리고 중완 아래 하완은 우향, 기해는 다시 좌향으로 자침한다.

  ④ 임맥상에 있지 않은 복부의 경혈은 임맥을 향하여 모아 자침한다. 반면에 배부 방광경 유혈과 같은 혈위는 독맥의 반대방향으로 확산시키는 방법으로 자침해준다.

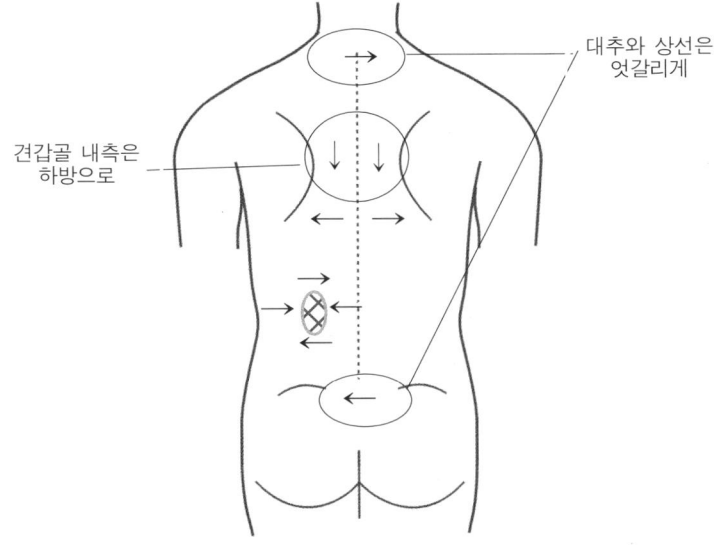

단 유혈근처의 압통이 둥그렇게 나타나는 경우는 상하 좌우를 엇갈리게 자침하여 압통방향 좌우측은 침끝이 모아지고, 상하측은 엇갈리게 자침 한다.

배부 자침의 예외사항
- 견갑골 내측은 하방으로 자침할 수 있다.
- 방광경 유혈이 상하로 연속되는 경우에는 상하를 엇갈리게 자침한다.
- 특히 대추(7경추 하단)와 상선(17추하)은 서로 엇갈리게 자침됨이 바람직하다.
- 미골에 자침해야할 경우는 하향으로 자침한다.

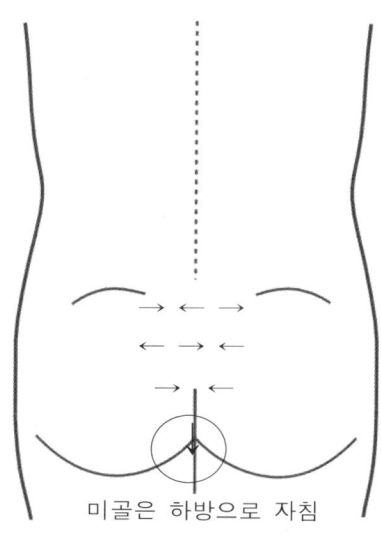

미골은 하방으로 자침

⑤ 무릎과 같은 윤상(輪狀) 자침부위는 관절에 따라 돌아가며 자침 한다. 이때도 슬개골 위(학정)와 아래(독비)는 서로 엇갈리도록 자침한다. 무릎 슬개골을 조금 벗어난 측면 즉 무릎을 구부리면 주름이 잡히는 곳은 관절 전면 슬개골을 향해 모아지는 방향으로 자침한다.

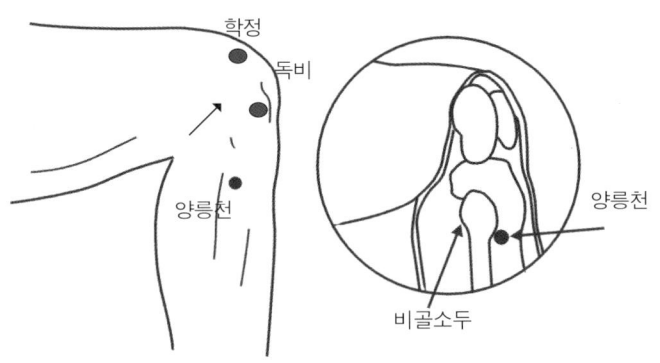

⑥ 안와부위는 눈썹과 같은 방향으로 나란히 자침한다. 눈 외측 동자료에서는 귀 방향(시신경 전달방향)으로 자침한다.

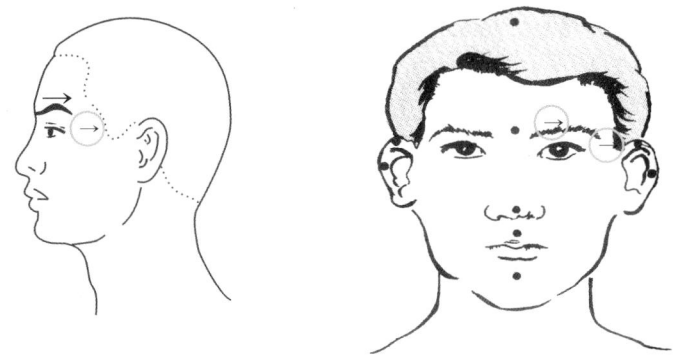

* 눈동자 내측 방향의 '정명'은 자침하지 않고, 알루미늄 압봉이나 세라믹볼(활석) 등으로 자극한다.

⑦ 장기의 좌우 치우침을 고려하여 자침할 수 있다. 임맥(任脈 신체의 전면 정중선)을 중심으로 그 외곽 우측에 있는 간담의 모혈 기문과 일월은 우측에 치우쳐 있으므로 우측에서만 취혈(取穴)하여 좌향자 하고, 좌측에 치우친 췌장을 치료하는 장문 대횡은 좌측혈을 취해 우향자 한다.

대장을 치료하는 양측 천추는 배꼽(신궐) 방향으로 모아 주는 방향으로 자침 한다.

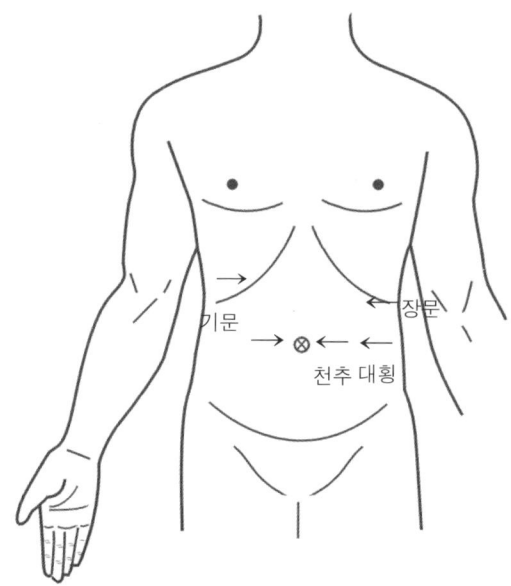

⑧ 피부의 결이나 신체의 굴신에 관계없는 둔부는 환처를 표적으로 삼고 환처 방향으로 자침하기도 한다.

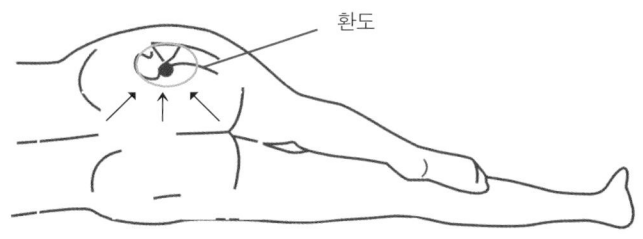

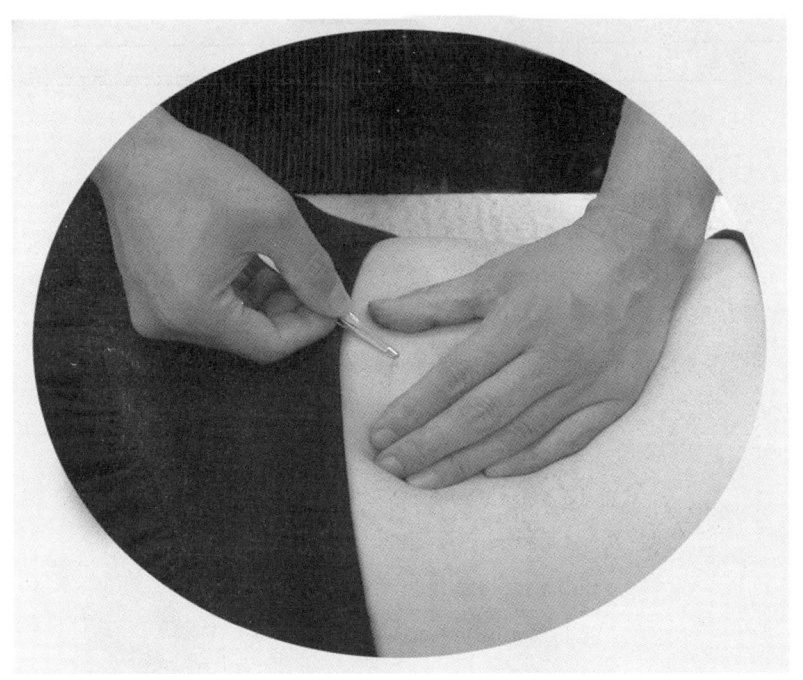

피내침을 자침하는 모습(복부 기본방)

피내침 자침 및 고정방법 : 한 손은 고리모양으로 되어 있는 피내침 머리 용두를 소독된 핀셋으로 집어 잡고, 다른 한 손으로는 자침 부위에 주름이 없도록 펼쳐 준다.

침은 표피를 지나 진피층에 머물도록 자침한 후 위생성이 보장된 종이반창고를 이용해 피내침과 피부사이에 하나를 깔아주고 그 위를 함께 덮어주어 피부면에 안정되게 고정한다.

제4장 처방(호산 의담 포함)

피내침 요법의 비방 - 『호산 1호』

 호산(湖山)은 모든 병의 치료에 있어 오장육부의 안위(安慰)가 기본 조건이라 생각하여 압통 반응점과 함께 복부의 피내침 치료를 기본으로 행한다.
 복부가 편해야 상하 흐름도 좋아지며, 좌우 균형도 유지된다는 것이다.
 ① 호산 1호란?
 호산이 즐겨 사용하는 복부 3혈 즉 중완 천추 기해를 말한다. 그리고 증상에 따라 단중 상완 하완 관원 석문 중극과 담경의 기문 일월 등을 추가한다.
 ② 일반적인 자침방향
 양젖가슴 사이 정중앙 단중(전중)은 위에서 아래로 하향자(下向刺) 하고 그 밖의 정중선 치료점은 좌우측으로 엇갈리게 횡자(橫刺)한다.
 이때 오장육부의 중심인 중완을 최초로 좌우 방향의 기준으로 정해서, 그 상하는 서로 엇갈리게 자침한다.
 ③ 중완자침법의 고려사항
 중완을 자침할 때 편마비 등 편측에 환처가 두드러지는 경우는 최초 중완의 자침방향을 환측 방향으로 자침 방향의 기준을 정한다.
 ④ 좌우 환측 구분이 곤란한 경우는 남좌여우(男左女右)의 관례에 따라 중완 자침 방향을 정한다.

⑤ 인체 정중선 앞면·임맥상에 있지 않은 복부 외곽의 경혈은 임맥을 향하여 자침하나 적취(積聚 어혈이 덩어리로 뭉친 곳)나 큰 압통점이 발견되면 다시 그 곳을 중심으로 침 끝이 모아지는 자침법을 사용한다.

자침 예 : 신경성 위염(神經性 胃炎)의 남자인 경우는 먼저 중완을 좌향자(左向刺-*남좌여우)한다. 그 위에 있는 상완은 우향(右向) 또 그 위 거궐은 좌향 그리고 중완 아래의 하완은 우향 기해는 좌향으로 자침 한다.

중완 좌측 바로 옆 신경상의 음도나 위경상의 양문 부위의 넓은 압통점의 상하는 엇갈리게 자침하고 좌우측은 서로 마주보게 자침 한다.

⑥ 좌우로 치우친 장기의 자침방향 : 임맥(신체의 전면 정중선)을 중심으로 그 외곽에 있는 기문과 일월은 간과 담이 우측에 치우쳐 있으므로 우측에서만 취혈(取穴)하여 좌향자 하는 경우가 많고, 췌장을 치료하는 장문이나 대횡은 좌측혈을 취혈하여 우향자 하는 경우가 많다.

양측 천추는 배꼽(신궐) 방향으로 모아주는 방향으로 자침 한다.

이러한 『호산1호』처방은 복부에서 행하는 기본방으로 운동기계의 단순한 압통치료 외에도 양방에서 말하는 내과 부인과 정신과 거의 모든 경우에 기본방으로 행해주면 좋다.

※ 처방들의 나열 순서는~
◐ 편의상 신체의 부위를 위에서부터 아래로 내려오면서 나열한다. 예) 머리 몸통 상지 하지, 그리고 부인과 내과..
◐ 필요시 계통별로 깊게 다루기 위해 신체 상하 위치를 넘나들며 설명하는 경우도 있다.

눈의 피로 - 심한 안구 건조증

피내침을 이용한 안과질환 치료는 일반적으로 10-15분만 지나면 결과가 나타난다.

임상예 서울 동대문구 제기동 김형택(58세 남)

안구 건조증으로 3년 간 국내 유명한 안과의사를 찾아다니며 치료하였으나 불운하게도 운대가 맞지 않았다며 여전히 불만족스러운 상태로 고생하고 있었다.

그는 고통스러울 때마다 집에서 물을 끓여 얼굴에 증기를 쐬며 고통과 싸우며 살아가고 있었다. 이웃에 사는 교인들이 피내침으로 치료해보라고 수없이 권유해도 침을 무시하며 "대학병원 의사들이 못 고친 병을 무슨 놈에 침으로 될쏘냐?"라며 콧방귀를 뀌다가, 간곡한 권유 끝에 불만스러운 표정으로 방문하였다.

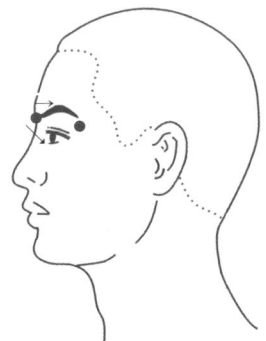
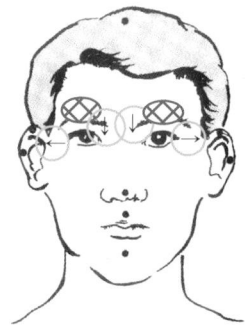

나(호산) 역시 아무 말 없이 찬죽 정명 동자료에 기계적으로 자침하여 유침하고는 눈언저리를 만져보면서 아프다는 곳 좌우 1개씩을 발견하여 피내침을 추가 자침해 준 뒤, 5분 정도가 지났을 때 그의 안색이 달라지며 금방 태도를 달리 했다. "이거 웬일이냐"며 밖으로 나가 10여 분간 이곳

저곳을 돌아다니다가 와서 자신의 잘못된 인식을 용서하라며 사죄하고, 그 뒤 10여 차례 치료로 안구건조증이 80%이상 치료되었다.

　눈언저리의 피내침을 놓았던 요혈들을 잘 설명해주고, 그 자리를 계속 마사지하는 요령을 일러주며 치료를 마쳤다.

　※ 눈 치료시 찬죽(↓아래로) 동자료(→외측으로) 정명(← 눈동자 쪽으로) 그 외 눈언저리에서 반드시 2개정도의 압통점을 찾아 추가 자침해 주어야 한다.

　뒷머리 시각구에는 사혈침으로 사혈해 주면 좋다. 최근에 개발된 딱따구리 타격봉으로 자주 자가자극을 해주는 것도 좋은 방법이다.

　※소지 외측단「광명 수지침 방광정금혈」을 따주면 눈의 염증이 잘 없어지고 즉석에서 시력도 밝아진다.

　※ 눈에 좋은 영양식으로 간·버터·다시마·장어·김·시금치·당근 등 비타민A가 많은 음식이 좋다. 비타민A 결핍증은 각막이 경화되어 야맹증 등이 나타난다.

　치료시 추가사항 :
● 시신경의 분포상황에 따라 안구의 맞은편 즉 뒷머리의 뇌호 옥침, 그리고 목과 머리의 경계부분 천주 풍지에 지압이나 사혈법을 실시해주면 유효하다.
● 경추 2번을 중심으로 아문 천주 풍지를 지압해 준다.
● 간열과 폐열을 다스리기 위해 견갑골의 경계면을 따라 지압해 준다. 간유에 피내침이나 금사를 유침해도 좋다.

기관지 천식(가래가 차고 숨이 참)

기관지 천식은 두 가지 유형으로 살펴진다.

하나는 일반적인 기관지 천식으로 가래가 차고 기침은 심하지만 몸에서는 견딜만 하여 치료가 잘되는 경우. 또 하나는 기관지 확장증으로 숨이 차고 가래 기침이 동반되어 마음까지 조급해 지는 경우인데 이 경우는 치료가 어렵다.

임상예 충북 증평군 용강리 장원식(74세 남)

장 노인은 40여년 동안 천식으로 고생하고 있었으며, 월 1-2회는 천식 발작으로 잠을 잘 수가 없어 주사나 먹는 약으로 지내는 형편이었다.

피내침으로 7경추 하단 대추와 배부 등(견갑골 부근의 압통점)에서 네 곳을 찾아 유침하고 앞가슴 단중 위쪽으로 다시 3개의 압통점을 찾아 유침해 주었다.

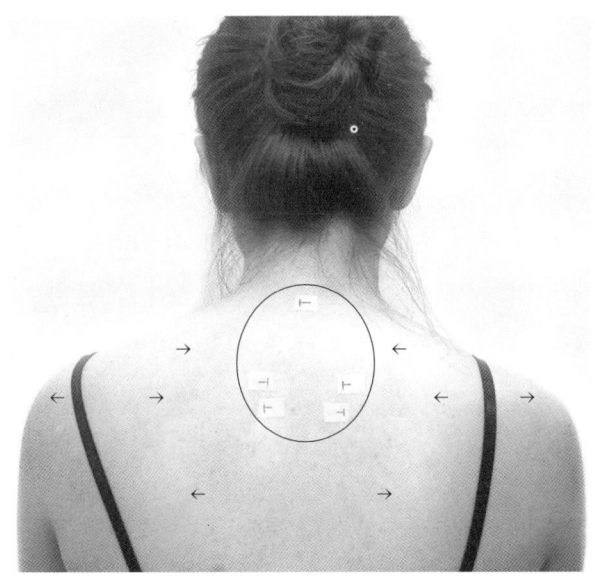

* (← →)는 견갑골 주위에 추가하는 경혈들

그 결과 10분쯤 지나자 그르렁거리던 숨찬 소리가 이내 잠잠해지고 발작이 멈추었다.

이튿날 재차 방문하자 물어보니 어젯밤 편히 잤다며 고마워하였다. 피내침을 모두 발침하고 귀가시켰는데 그 후 40여 년 동안 고생하던 천식의 고통이 말끔히 사라졌다.

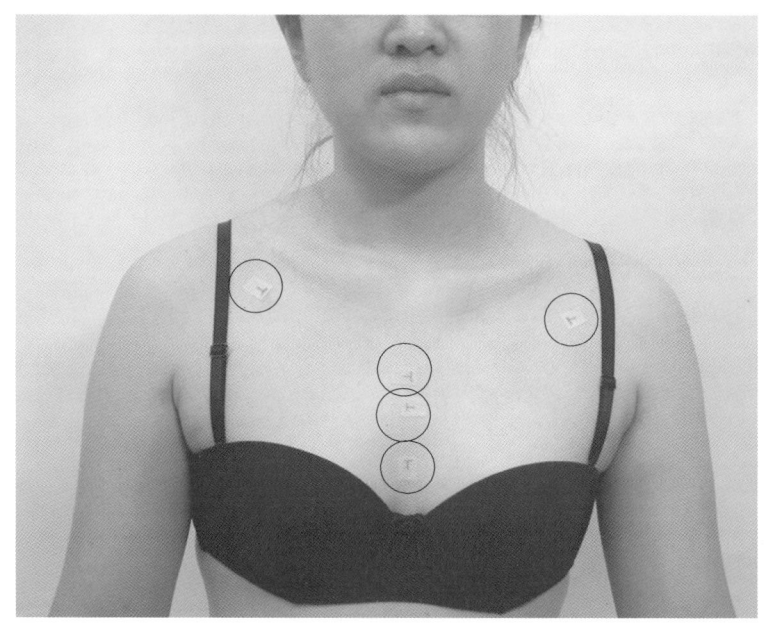

천식이 오래되어 폐기능이 떨어진 경우에는, 가슴 가운데 뼈 흉골병 부근과, 쇄골 외측과 팔이 연결되어 함몰된 부위 중부 운문 근처에서 압통점을 찾아 피내침을 꽂아 유침 한다.

오랜 병으로 원기가 떨어진 상태는 반드시 복부에 호산 1호를 추가해준다.

호흡기계의 여러 가지 이상 현상들

• 무호흡 : 호흡이 가끔씩 없어지는 무호흡 증상은 두개골 내압이 높아졌거나 마약 급성중독 등 중병으로 인한 빈사상태에서 중추성 조절장애로 잘 나타난다.

• 기침은 일반적으로 기도가 자극될 때 나타나는 증상이며, 딸꾹질은 과식 등으로 위가 자극되거나 횡격막이 경련성 수축을 일으키면 나타난다.

• 호흡 곤란증 : 기관지의 염증으로 기도가 협소하여 기류에 대한 저항이 커지면 호흡곤란이 나타난다. (천식 등) 복막염 흉막염 등으로 복강이나 흉강에 액체가 고이거나 폐렴 등으로 폐포 내에 염증 부산물이 고여서 폐포의 기능이 저하되어도 나타나며, 심장병으로 혈액 순환장애가 심할 때에도 호흡이 곤란해진다. 이때는 심첨점(단중에서 중부를 향해 1/3지점)에 피내침을 유침해 준다.

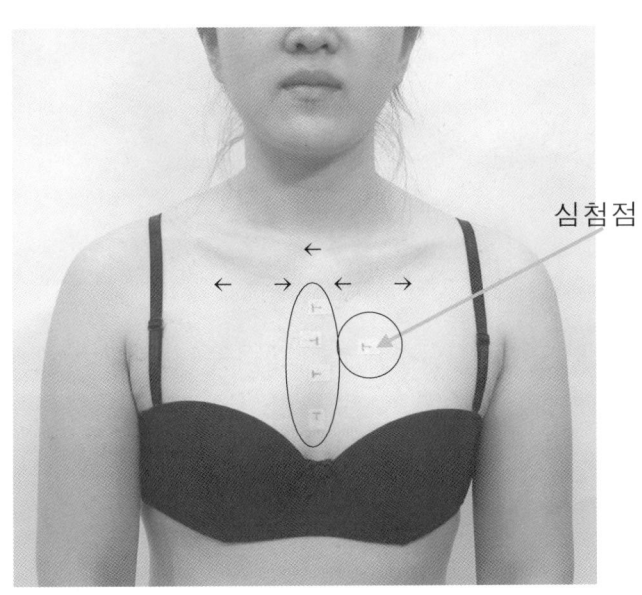

늑간 신경통

늑간신경통은 주로 유방 측면이나 그 하부로 통증이 나타나며 호흡과 함께 간헐적인 압통이 유발되기도 한다. 팔의 움직임에 따라서도 압통점이 잘 나타난다. 압통점을 잘 찾아 피내침을 유침해주면 통증이 경감되며 담뱃불이나 담배처럼 뭉친 쑥불을 피내침을 놓은 곳 위에 1 2 3 4까지 수를 세며 근접시켰다가 떼주면 잘 치료된다.

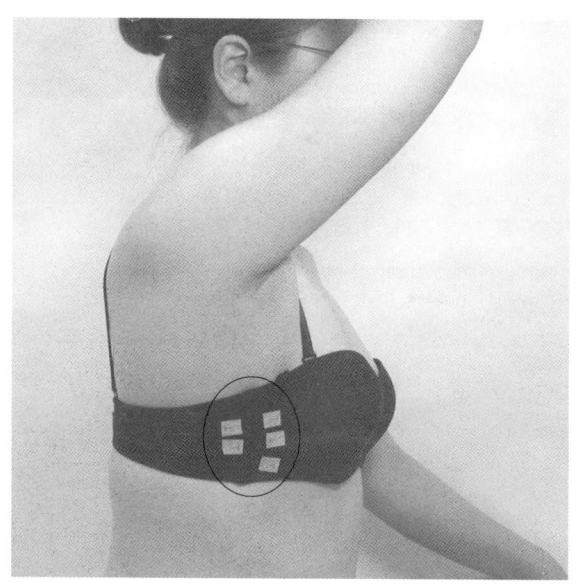

※ 늑간신경통이 편측으로 나타나는 경우를 살펴보면 오른손잡이가 많아 오른 팔을 많이 사용하지만 사실 왼쪽에 나타나는 경우가 더 빈번하다. 이럴 때 액와(腋窩)점에도 피내침을 시술해주면 좋다.

> ## 호산 인터뷰
>
> 액와점은 환측에 사용한다고 하지만 일본 책에는 처음에만 잠깐 나오고 그 후로는 일체 언급이 없다.
>
> 현재의 액와점 보다 조금 겨드랑이 쪽으로 이동시켜 찾아 자침 해보니 보다 좋은 효과를 얻을 수 있었다.
>
> 일본책에는 독맥경을 사용하지 않는데, 나는 독맥에서 좋은 효과를 보고 있다. 7경추 밑 '대추'와 요추와 선추 관절 중앙점 '상선'은 대단히 좋은 혈이다.
>
> 복부에서 가장 좋은 피내침 치료점은 배꼽 옆 '천추'와 배꼽 바로 밑 '기해'라고 말할 수 있다.

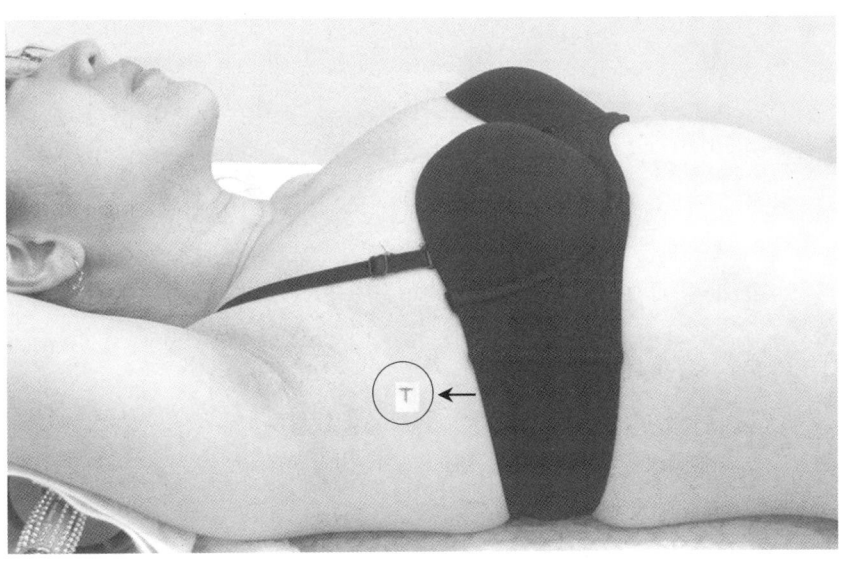

기존 액와점 보다 겨드랑이 방향으로 옮겨진 상액와점

견비통(肩臂痛 어깨의 통증)

서양에서는 견비통 증상과 특징을 보고 마치 어깨가 얼어붙은 것 같다고 해서 'Frozen Shoulder(얼어붙은 어깨)'라고 한다.

견비통은 목과 어깨 쪽으로 통증이 나타나는 경항통, 견갑골 내측 배부의 견갑각이 있는 고항통, 견관절 자체의 굳음과 통증이 나타나는 견관절통 등으로 구별한다.

견비통은 한쪽 팔을 무리하게 사용하는 외상(外傷) 등으로 근에 무리가 되는 경우에 생길 수 있지만 뚜렷한 원인이 없이도 4,50대 이후 중년의 노화과정에서 잘 나타나기도 하며, 간암 등 간장의 과부하나 이상에 의해서도 나타난다.

견비통의 주된 증상은 어깨 목 등에 동통이 나타나며 때로는 탄력감 저림 감각이상 등을 수반하기도 한다.

견비통이 만성화되면 견관절 주위염 상태로 나타나 어깨가 굳어 버린 견응증(肩凝症)이 되기도 한다.

견응증을 비롯한 견비통은 눌러보면 통증이 나타나는 것과 눌러보아도 통증을 찾을 수 없는 경우가 있다.

피내침은 통증이 나타나는 실증인 경우에 아주 효과적이다. 통증이 잘 나타나지 않은 허증인 경우는 불편한 어떤 곳에 대한 국소의 문제로 국한해서 보기보다는 어깨를 견지해주는 견갑골 주변 근들에 대한 폭넓은 이해와 상호관계를 생각하며 치료해 주어야 원만히 치료될 수 있다.

견비통의 피내침 치료는 관련 근육을 알고서 근육의 결을 따라 압통점을 추적해가며 보다 정밀하게 자침해주면 어떤 치료법에 못지않은 좋은 치료효과를 기대할 수 있다.

(1) 어깨의 근육과 압통점

어깨 주위의 근은 견갑골 외측단과 상 흉부 측면에 어깨를 잘 고정하는 것이 일차적인 기능이다.

흔히 생각하기를 팔은 흉부 외측에 그냥 붙어있는 것으로 생각하기 쉽다. 그런데 사실은 견갑골이 없이는 어깨가 고정될 수도 없고, 견관절 가동성도 지금처럼 원활하지 않을 것이다.

다시 말해서 견관절의 지지구조가 견갑골이며, 견갑골 자체도 근육의 작용으로 상하 좌우로 움직여 팔의 초기 가동성을 유발시키거나 가동범위를 증대하게 된다.

견갑골은 가장 외곽에서 승모근이 경추와 흉추에 연결되어 고정하고, 견관절 자체는 길게는 광배근처럼 요추 선추에까지 연결되어 고정하면서 견갑골 늑골들 그리고 쇄골에 연결되어 팔을 견지해주고 있다.

견비통의 피내침 치료는 이러한 근들의 피로현상이나 과긴장에 의해 나타나는 통증을 살펴보고, 다른 근과의 상관성도 고려해서 치료를 위한 주요 관문이 되는 치료점들을 찾아 자침해주어 효과적인 치료가 되게 한다.

※ 본 장에서는 근육의 기능과 관련해 압통점을 찾는데 목적을 두고 있으므로 근육별 압통점을 그림에 있는 번호와 압통점이 나타난 번호를 일치시켜 표시해 두었다.

※ 압통점과 관련해 피내침의 자침 방향을 표시해 두었으니, 실제 치료에 참고하시기 바란다.

■ 소능형근(1번)과 대능형근(2번)

견갑골을 모아 잡아주는 기능을 한다. 심장기능과 관련된 근이다. 압통점은 견갑골 내측단을 따라 나타난다.

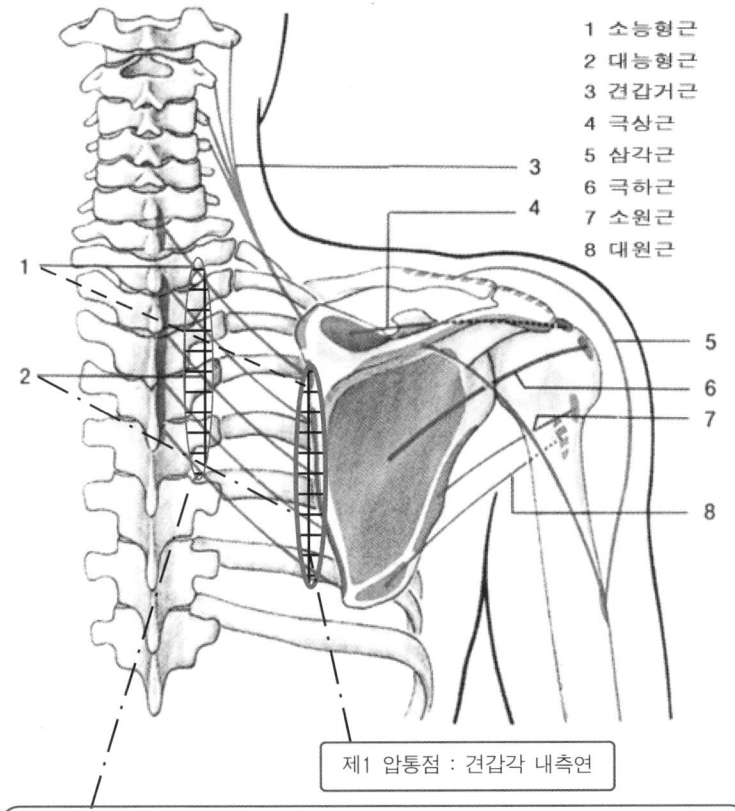

1 소능형근
2 대능형근
3 견갑거근
4 극상근
5 삼각근
6 극하근
7 소원근
8 대원근

제1 압통점 : 견갑각 내측연

제2 압통점 : 능형근이 시작된 흉추 극돌기 측면 외측방.
상지를 굴곡한 상태에서 급작스런 외회전이나 무거운 짐을 무리하게 들어 견지하였을 때 근섬유가 늘어난 경우.
피내침은 제2 압통점에, 지압은 제1압통점에 실시하는 경우가 많다.

능형근의 통증은 고황과 척추 협척혈에 통증이 나타나는 배통(背痛)이라 할 수 있다.

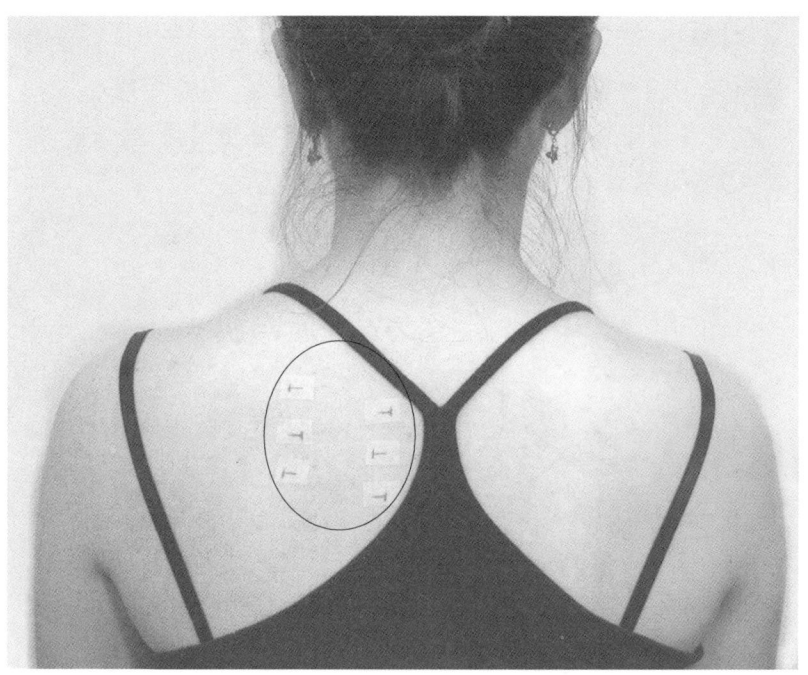

　전신을 사용하는 노동에 의해 흔히 나타나며 통증이 참기 힘들게 심한 경우도 있다. 이때는 발열증상이 동반되고 장기화 되면 기관지 폐 또는 심장과 관련된 질환이 심화될 수 있다.

※ 능형근과 견갑거근의 이상 구별법

　견갑골을 횡으로 고정하는 능형근과 견갑골을 처지지 않도록 고정하는 견갑거근을 혼동하여 시술하는 경우가 종종 있다. 고개를 돌렸을 때 통증이 증가하지 않으면 능형근, 통증이 나타나면 견갑거근의 이상으로 구별한다.

　능형근의 보조 운동법으로는 팔을 허리 뒤로 모아 깍지를 끼고 팔에 힘주어 어깨 뒤로 펼쳐 모아주기 운동이다.

■ 견갑거근(3번)

 어깨를 약간 앞쪽으로 거상시키는 근으로 견갑골을 올리고 목과 팔을 회전하는데 보조적으로 사용된다.
 경추 1-4번 측면과 견갑골 내측 상단 모서리에 이어진 근육으로 아래와 같이 압통점이 나타난다.

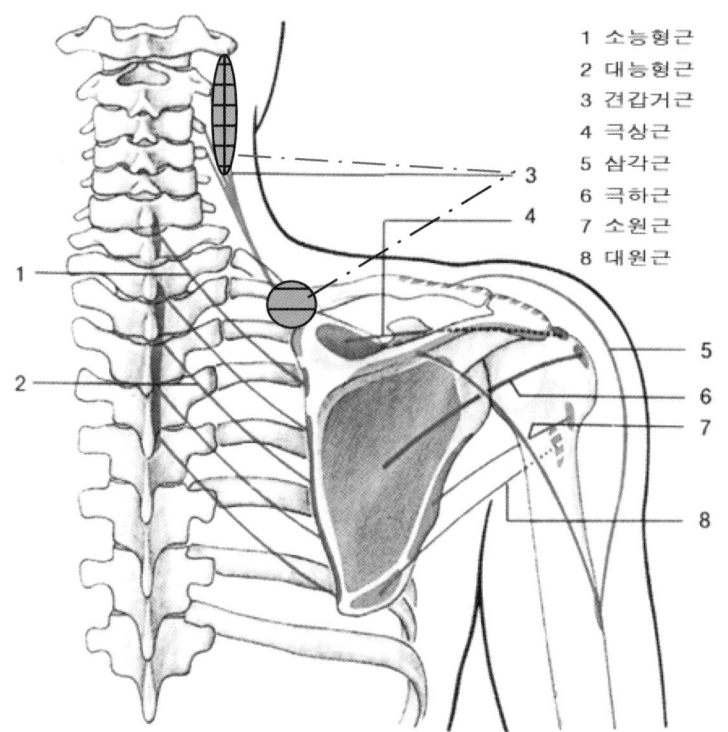

 오십견이 나타나면 심한 경직이 생긴다.
 낙침(落枕-베개를 잘못 베어 나타나는 통증)과 관련되기도 한다.

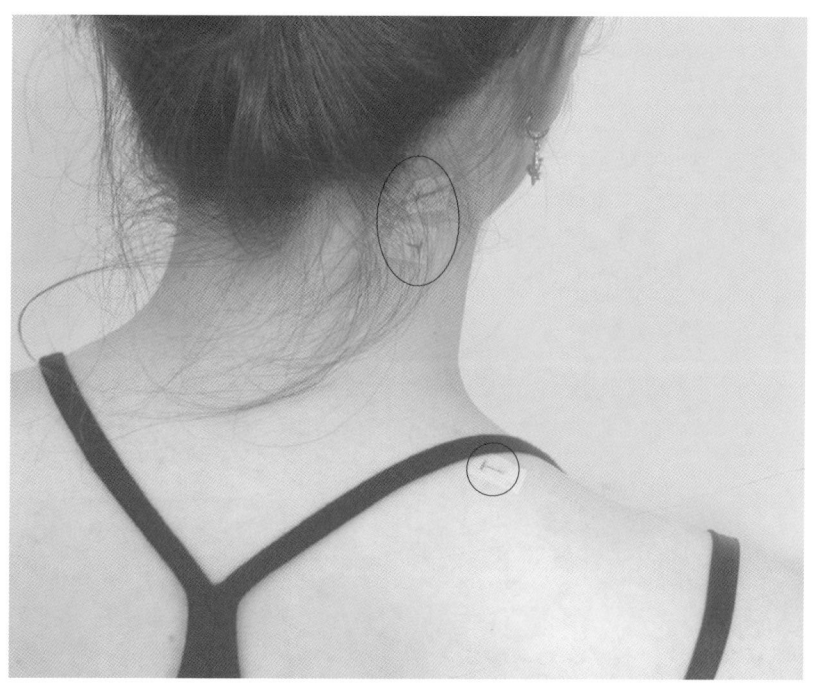

견정 부근이나 제2경추 주변의 통증이 나타난다.

경추 상단 측면 부위의 응결이 장기화되면 눈이 침침해지거나 충혈되는 등 눈병이 생길 수 있다.

※ 견갑거근의 이상은 단순히 목과 어깨의 불편을 호소하지만 팔의 가동성까지 불편해진 경우는 견갑골 상부의 극상근을 살펴주어야 한다.

견갑거근이 끝나는데서부터 극상근은 시작된다. 팔의 움직임에 대한 시초는 견갑거근이 견갑골을 기동시켜주는 것에서부터 시작된다.

■ 극상근(4번)

견갑극과 상완골대결절에 붙어 팔을 들어 올리는 동작 초기에 관여한다. 극상근의 압통점은 소장경의 '곡원' '병풍'에 나타난다.

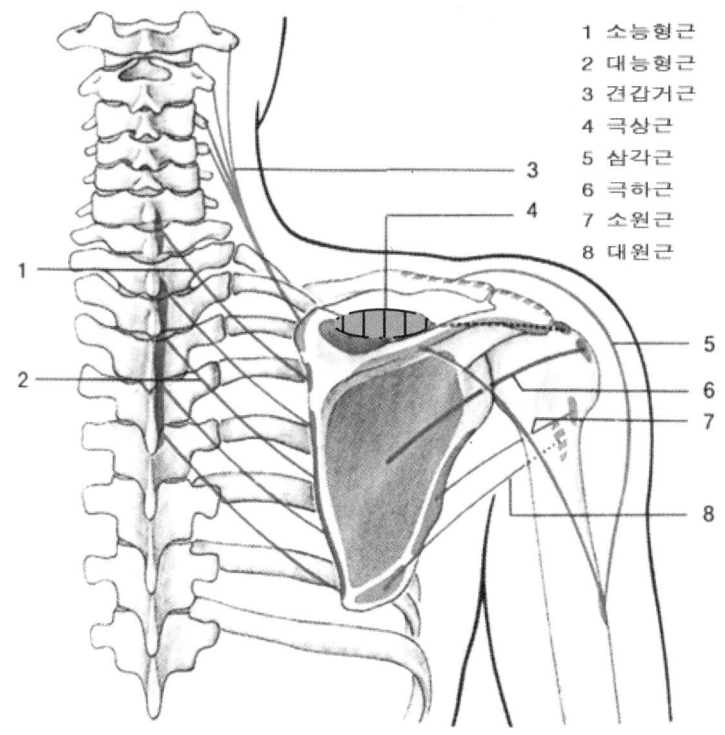

1 소능형근
2 대능형근
3 견갑거근
4 극상근
5 삼각근
6 극하근
7 소원근
8 대원근

* 팔을 들어 올릴 때 쓰이는 근은 각도별로 다르다.
초기동작 30도 이내에서는 극상근, 90도 가까이에 이르면 삼각근, 90도 이상 거상시에는 견갑거근과 전거근(*겨드랑이 하단 전면 늑골들과 견갑골 내측연에 붙은 근)의 근력이 주로 작용된다.

압통부위('곡원' '병풍' 근처)가 비교적 넓게 나타나면 압통이 있는 부분을 좌우에서 모아 주듯 자침한다.

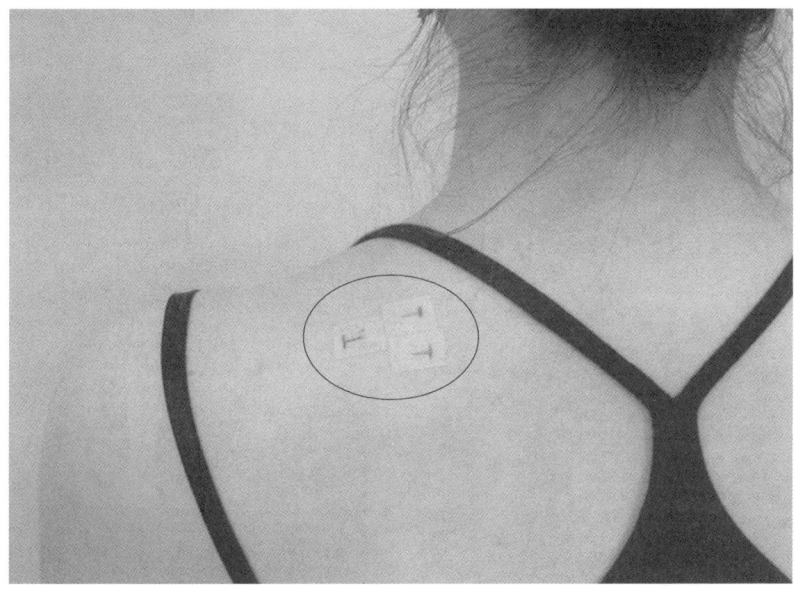

방사통이 나타나면 '견우' 근처에서부터 팔을 따라 세로 방향으로 내려오면서 압통점을 찾아 자침한다.

※ 팔을 전후로 움직여보면서 압통점을 찾도록 하며, 견관절 자체의 문제까지 파급되었으면 '견우'에서 압통점이 확인된다.

삼각근(*그림에서 5번)과의 관련성을 살펴보면, 삼각근 전지(앞가지)와 관련되어 통증이 나타나기도 한다.

■ 삼각근(5번)

　견관절의 모든 운동에 관여하고 견관절 보호근으로서의 역할을 한다.

　삼각근의 손상은 견관절의 탈구 위험이 있다. 압통점은 견관절 전(전지부)과 후(후지부) 중앙(중간지) 상단부에 나타난다.

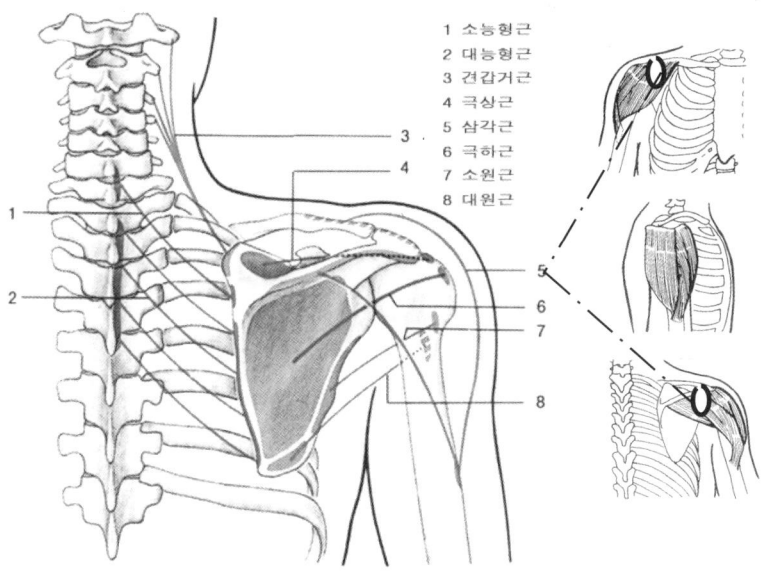

1 소능형근
2 대능형근
3 견갑거근
4 극상근
5 삼각근
6 극하근
7 소원근
8 대원근

　팔을 움직여 보면서 압통점을 찾아 그때마다 피내침을 자침한다. 팔을 상하로 움직일 때 '견우' '거골' '비노', 팔을 전후로 움직일 때 '운문' '노유' '견료' 근처에서 압통점을 찾아 자침해 준다.

　팔을 바닥에 짚고 지탱했을 때의 압통점도 확인해본다.

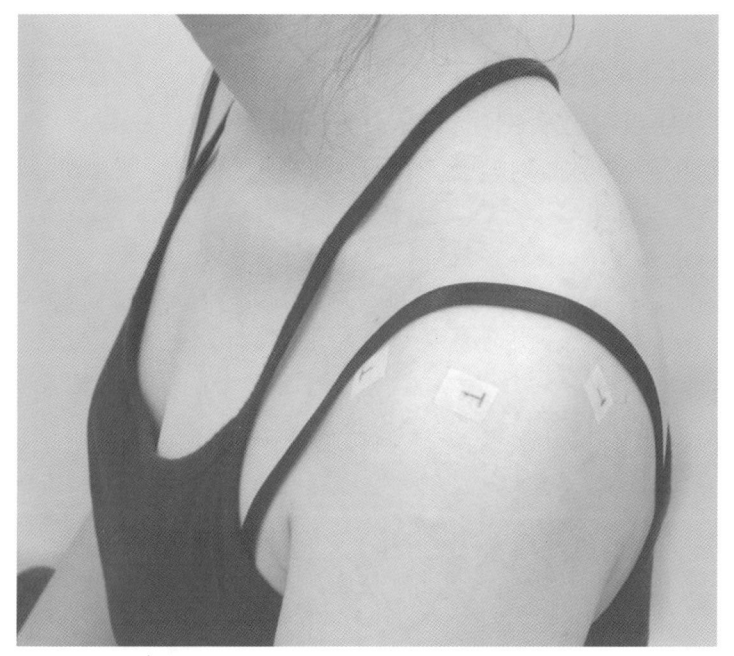

운문 견우 노유 근처의 압통점에 자침된 모습

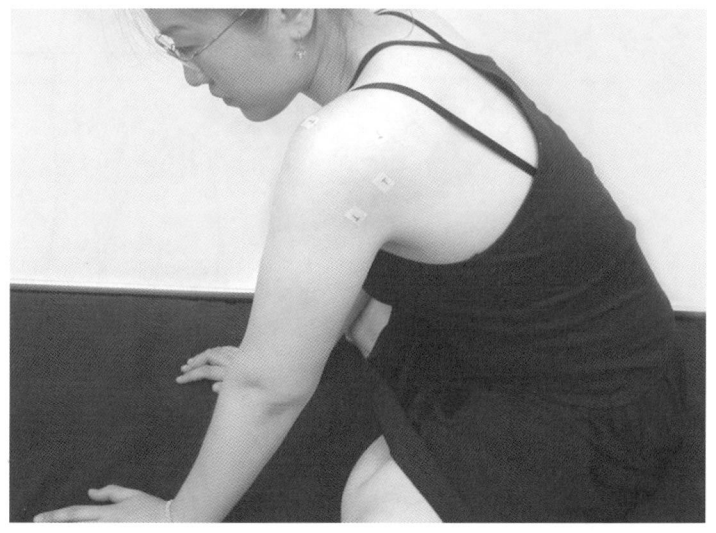

손을 짚은 자세에서 통증이 나타나는 곳을 찾아 본다

■ 극하근(6번)

견갑극하내측과 상완골대결절에 붙어 있는 넓은 근으로 팔의 내외회전에 관여하고 견관절을 고정한다.

호흡운동과 관련되어 견갑골이 간접적으로 협조하는 근이다. 견관절염 불면증 해수 등과 관련이 깊다.

압통점은 '천종'에 잘 나타난다.

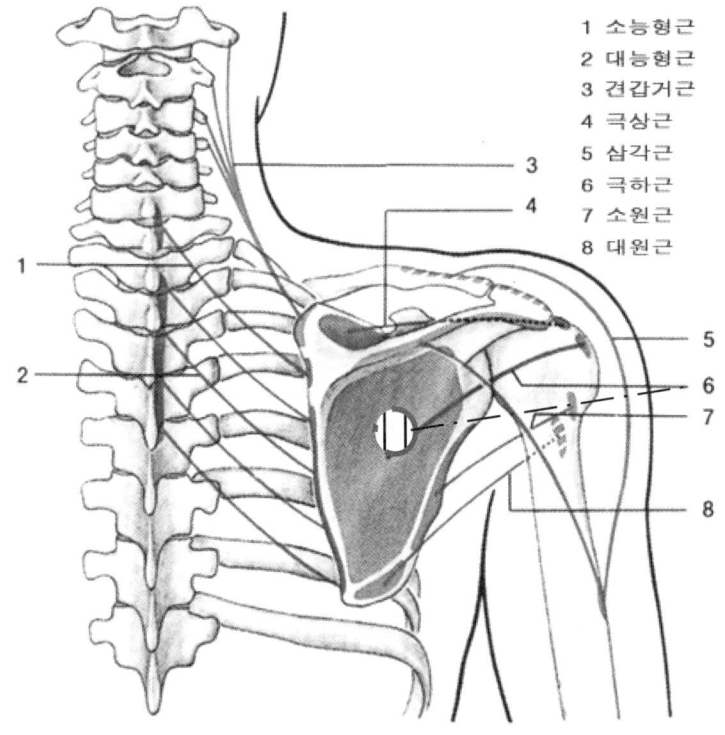

1 소능형근
2 대능형근
3 견갑거근
4 극상근
5 삼각근
6 극하근
7 소원근
8 대원근

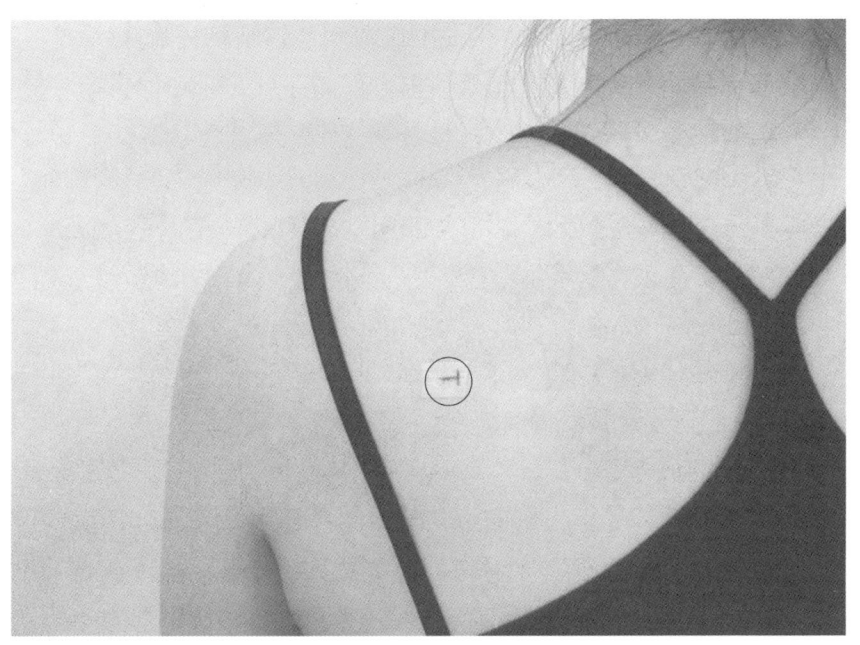

천종 근처의 압통점은 내측에서 외측으로 자침 한다

  극하근 소원근 삼각근 후부와 함께 외회전 기능을 하며, 반대로 견갑하근 대흉근 삼각근 전부와는 대항적인 관계에 있다.

  극하근의 통증은 상당히 만성화된 질환상태에서 나타난다. 견갑골의 배면을 덮고 있는 이 근의 동통은 편평골인 견갑골의 조혈작용과도 관련되며, 뇌 정신과도 관련된다.

  ※ 감기 초기에 견갑골의 중심 '천종'을 지압하면서 기(氣)를 넣는다는 의념으로 다스려주면 즉석에서 호전효과를 나타내기도 한다.

■ 소원근(7번)

 소원근은 다른 팔로 겨드랑이 바로 밑으로 손을 넣어 어깨를 잡을 때 엄지와 검지사이로 잡히는 뼈처럼 딱딱한 짧은 근이다. 아래에서 견관절 대결절 하부에 고정하여 팔이 외측으로 벗어나지 않도록 장석과 같은 역할을 한다.

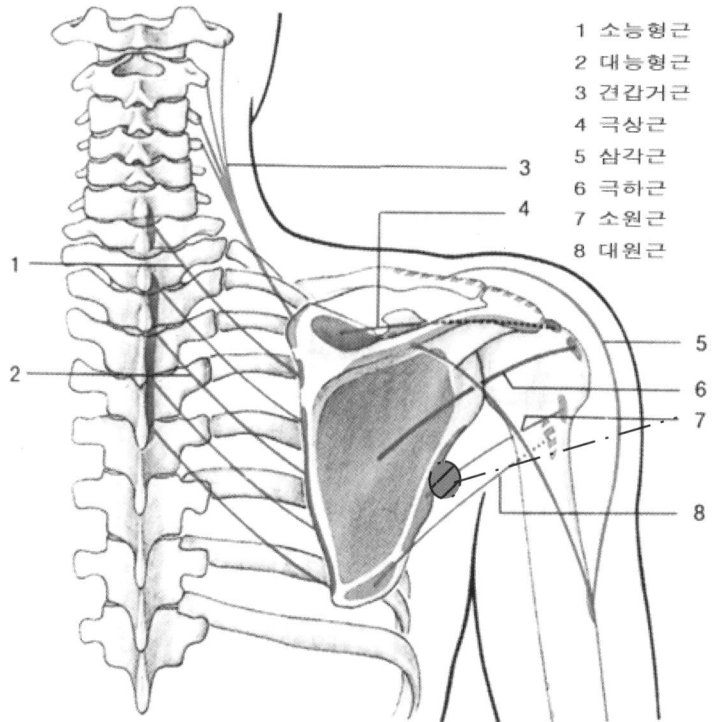

1 소능형근
2 대능형근
3 견갑거근
4 극상근
5 삼각근
6 극하근
7 소원근
8 대원근

 견관절 탈구시 압통점은 견갑골 외측연에 나타난다.
 소원근은 딱딱한 뼈처럼 만져진다. 팔 관절을 과도하게 사용할 때 저항하며, 자체적인 증상은 거의 없고 승모근 하부의 수축이나 삼각근 후부의 가동과 관련하여 압통점을 찾아야 한다.

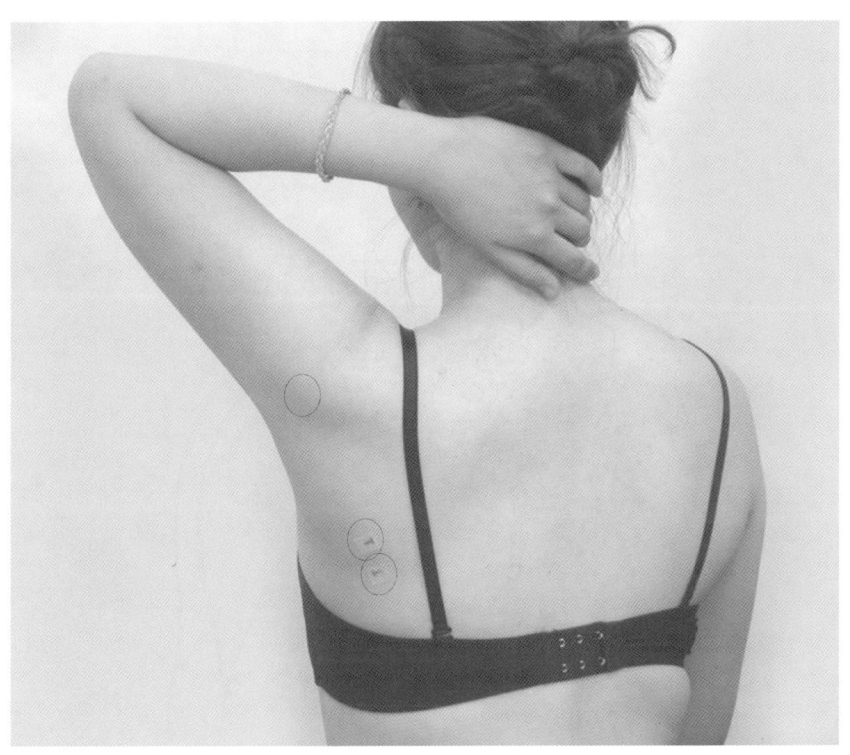

소원근 압통점은 팔을 구부려 머리위로 올린 상태에서 찾는다.

■ 대원근(8번)

　대원근은 다른 팔로 겨드랑이 밑으로 손을 넣어 반대쪽 어깨를 잡을 때 광배근 바로 위 외측에서 엄지와 검지 사이로 잡히는 팔을 내회전시키는 근육이다.

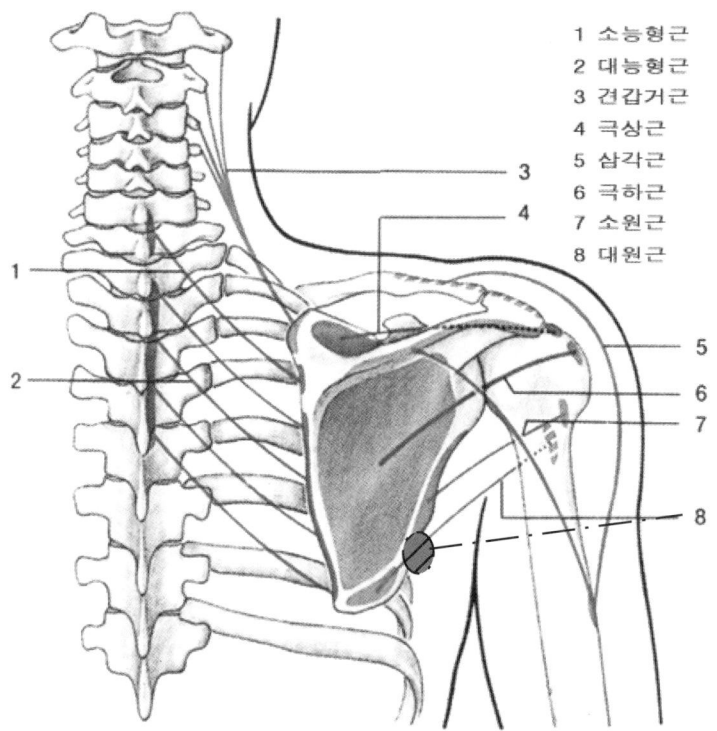

1 소능형근
2 대능형근
3 견갑거근
4 극상근
5 삼각근
6 극하근
7 소원근
8 대원근

　견갑골 하단에서 시작해 상완 삼두박근 사이를 지나(소원근은 삼두박근 위로 연결됨) 상완골 소결절능(소원근은 대결절 하부에 연결)에 광배근 밑에서 함께 부착한다.
　견갑골과 팔을 아래에서 고정하는 끈과 같은 기능을 하며, 견관절 탈구시 압통점은 견갑골 외측연에 나타난다.

대원근 압통점은 팔을 구부려 머리위로 올린 상태에서 잘 찾아지며, 통증은 팔을 뒤로 뻗어 이완시(투수가 투구를 준비하는 자세) 나타난다.
차 핸들을 돌릴 때 무리가 되는 경우가 많다.

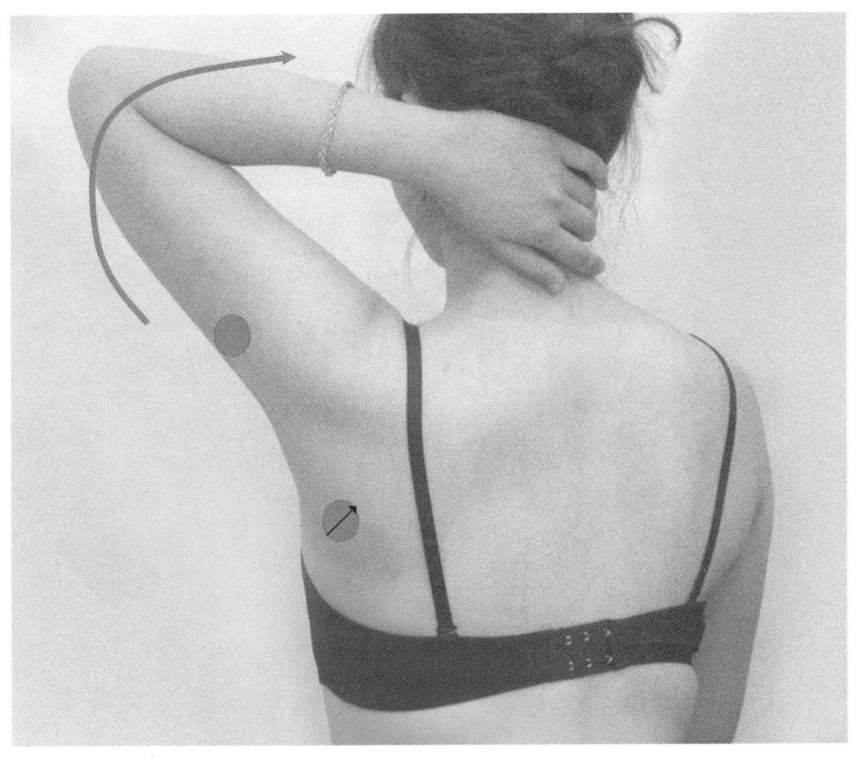

팔을 들어 올렸을 때 통증이 나타나 동작이 무력화된다.

■ 견갑하근(9번)

견갑하근은 견갑골 내측(견갑골 내측 속) 전체에 붙어 상완골소결절과 관절낭 하부 1/2에 연결되어 팔의 내전에 관여한다.

이상이 있을시 손목 둘레에 통증(C5, C6)이 나타나며, 안정시나 활동시 모든 경우에 통증이 나타난다.

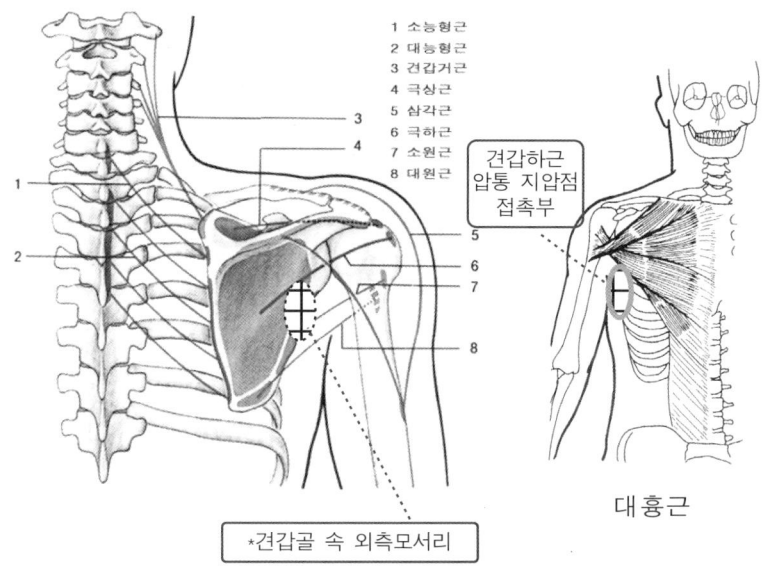

압통점은 바로 누워 팔을 머리 위로 올렸을 때 흉곽에 붙은 대흉근 아래 광배근 내상측에 노출된다.

피내침법에서 인체의 좌우허실을 판단해서 허한 측에만 하방(등쪽)으로 추가로 자침 해주는 균형유지점인 액와(腋窩)점 치료법과 관련이 깊다.

팔의 가동성을 원활히 하기 위해서나 통증 조절에 대단히 중요한 근으로 팔을 머리 위로 올린 상태에서 지압하거나, 호흡과 함께 팔을 상하로 움직이면서 대항적으로 지압하면 더욱 좋다.

피내침은 바로 누워 팔을 수평으로 유지한 상태에서 자침방향은 등쪽을 향해 수직으로 자침한다.

액와점과 시소 현상

액와점은 좌우를 판단하여 환측에만 적용한다. 예컨대 간장병은 우측액와점, 위장병은 좌측액와점, 좌우견통 및 등의 통증에도 바로 그곳에 피내침을 자입하고 해당쪽 액와점에 유침한다.

시소원리에서와 같이 건측은 상승된 상태인 반면에 환측(통증 및 질병이 있는 방향)은 저하된 상태로~ 환측 액와점에 자침해주면 이를 개선시켜 좌우균형을 이루는데 도움이 된다.

액와점은 옆에서 보면 몸통 측면이지만 뒤에서 보면 어깨의 견갑골 내측에 붙어있는 근의 외측 모서리 그 안쪽으로 볼 수 있다. 어깨 자체가 천칭(天秤-균형추 저울)과 같아 좌우 균형에 대해 민감하여 이를 유지해 줄 수 있는 것이다.

※ 피내침요법이 처음 발표된 시기의 액와점 보다 위쪽, 즉 겨드랑이 방향으로 위로 옮겨 압통이 현저한 곳을 찾아 사용하는 경우가 많다.

■ 가슴의 근들(대·소흉근 및 쇄골하근)

대흉근은 등 뒤 승모근과 대항되는 근으로 생각해볼 수 있으며, 3개의 방향을 갖는다.

소흉근은 대흉근보다 심층에 있으면서 견갑골의 오구돌기에 부착한다. 소흉근 밑으로 액와 동맥이 흐르고 있어서 상지의 혈액순환 상태와 관련이 깊다.

대흉근이 팔의 근육운동과 관계가 깊은 반면 소흉근은 늑골에 부착된 늑골근들과 함께 호흡보조근이다. 피내침요법은 근 부착부위를 중심으로 압통점을 찾아 자침한다.

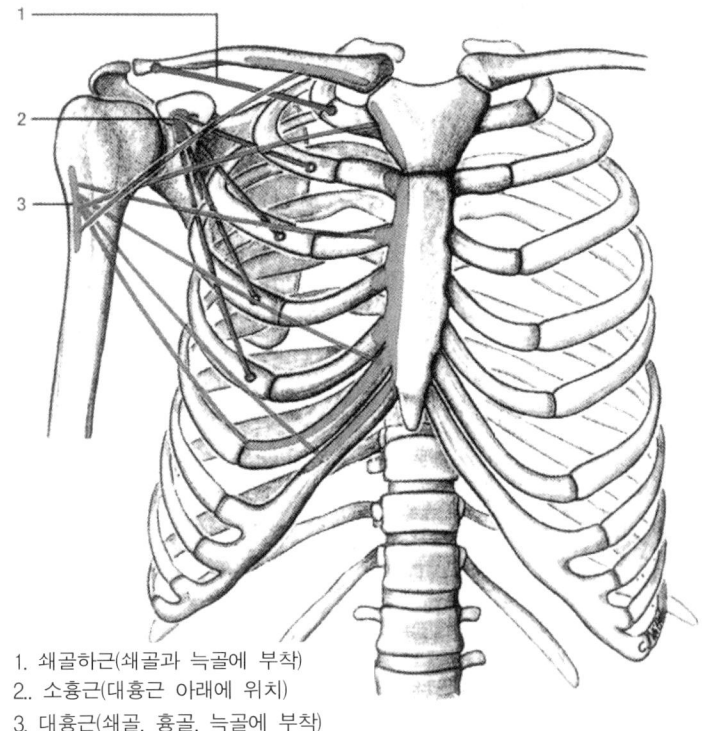

1. 쇄골하근(쇄골과 늑골에 부착)
2. 소흉근(대흉근 아래에 위치)
3. 대흉근(쇄골, 흉골, 늑골에 부착)

흉근(대 소흉근 및 쇄골하근)

■ 견비통의 임상예

임상예 호산 피내침법 중에서~

목과 등부분의 천주 대추 견정 견우 곡원(병풍을 향하여, 병풍에 압통이 있을시는 곡원을 향하여) 이상 기본 경혈점 외에 반드시 압통점을 1-2군데 찾아 추가 자침한다.

2회 방문시에는 천추를 5미리 정도 상하 위치를 바꿔준 뒤, 자침 방향도 반대방향으로 바꿔 자침한다.

따라서 대추와 서로 반대방향으로 자침되었던 피내침 자침원리에 따라 대추에 자침한 피내침도 반대방향으로 자침 방향을 바꿔준다.

편측 견비통이 아니라 양쪽 견비통의 경우도 많다. 이때는 위의 처방을 반대편에도 똑같이 병행하여 적용한다.

목 주위가 무겁고 목을 움직이기 부자유스럽고 등 상단부 대추 견정 부위가 뻑뻑할 경우 천주 양쪽과 대추 견정 신주에 피내침을 자침하고 5-10분이 경과하면 90%이상이 호전되어 시원해진다.

단 얼굴이 창백하고 악성빈혈 허약자가 견비통이 있을시 침운이 자주 나타나므로 시침 전에 잘 관찰하여 주의를 요한다.

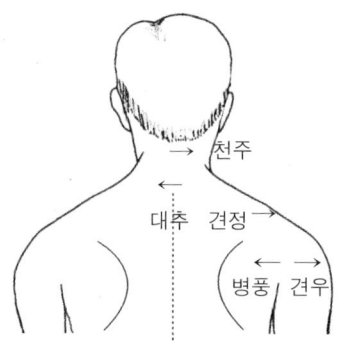

시침 부적격자 진단법

 아래 눈꺼풀(하안검)을 아래로 잡아내려 결막상태를 살펴본다. 핏기가 없이 하얗게 보이면 주의해야 한다.

 혈소판 검사 결과 7만 이하(혈액 1mm3 당)는 병원에 입원해 회복기에 있는 임산부와도 비슷한 상태다.

 이때는 적극적인 시술을 행하기에 부적합하다. 용태를 잘 살피면서 조금씩 추가해주는 것이 안전하다.

※ 경추의 추체 후면에 구덕살 같은 취골(聚骨)이 형성되면 추간판 탈출과 같은 증상이 잘 생긴다.
 대체로 50세가 되면 척추에 약 50%의 변화가 생긴다.

팔을 지배하는 경추-흉추신경 관할영역

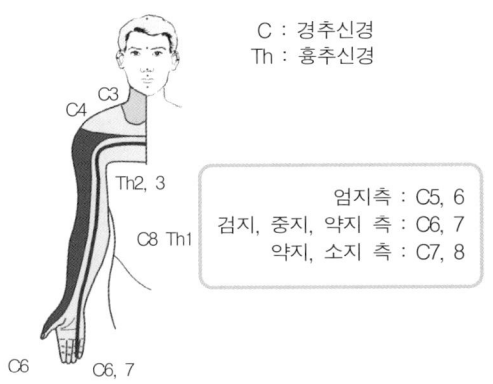

※ 경추 추간판 탈출증 증상구별(이상부위별 동통 부위)
　　　경추 2~3간 - 목주위
　　　경추 3~4간 - 쇄골부근
　　　경추 4~5간 - 완골외측
　　　경추 5~6간 - 모지와 시지
　　　경추 7~흉추1간 - 소지주위에 동통이 온다.

(2) 어깨주위의 지압법

① 흉곽 외부를 감싸면서 움직이는 견갑골의 내측 삼각 모서리 견갑각이 있는 부위(능형근 말단부-'고황')는 항상 압통이 있다. 이점을 지압하여 기혈순환을 촉진시키면 팔이 부드러워진다.

② 목 전면에서 목 뿌리부분인 쇄골상단 함요처 '결분'을 호흡과 함께 지압해준다. 숨을 내쉴 때 엄지손가락으로 눌러주어 쇄골하동맥과 액와신경의 흐름을 개선한다.

③ 겨드랑이 중앙(극천)을 중심으로 사방으로 십자를 그리듯 5군데를 같은 요령으로 지압한다.

바르게 눕힌 후 팔을 반쯤 펴서 머리위로 올리게 한 상태에서 극천으로부터 사방으로 지압한다. 견관절 자체의 굳어 있는 상태를 개선하게 된다.

④ 흉곽 옆면을 따라 견갑골 내측을 향해 상액와점을 지압해주면 견갑하근이 잘 풀린다. 상액와점 지압은 앉은 상태에서도 효과적이다.

피술자는 팔을 머리 위로 올리고, 시술자는 피술자 뒤 또는 측면에서 노출된 견갑하근의 압통점을 향해 호흡에 맞춰 운기지압(運氣指壓)을 행하면 더욱 좋다.

⑤ 경추 흉추에서 견갑골을 견지하는 승모근상단을 두 손으로 강하게 파지하고 뒤로 펼쳐준다. 이어서 '견정'을 강하게 지압한 후 순식간에 누르던 힘을 빼버린다. 견갑골 주변근 전체에 대한 충격요법이 된다.

※ 상액와점 지압과 견갑점(고황) '견정' 견갑골 중앙 '천종'지압은 견비통치료의 대표적인 치료점이다.

이들은 견갑골과 팔 주변의 1차적인 피로현상이 풀리게 한다.

견관절 자체의 문제를 해결하는 것은 삼각거근이나 극천 지압법이며, 팔 자체의 문제를 해결하기 위해서도 먼저 팔 주변 견갑골 상부와 내측면을 잘 풀어주어야 한다.
　⑥ 어깨근육의 균형이라는 측면에서 약화된 근에 대한 운동요법을 실시한다. 즉
　전방으로 올리는 동작은~ 삼각근의 전지와 대흉근 극상근 견갑거근 등을 살피고,
　후방으로 외선시키는 동작은~ 삼각근 후지 광배근 원근 극하근 등의 이완성을 살피며,
　팔의 수평거상은~ 견갑거근 극상근 전거근 삼각근 중간지의 수축과 대흉근 광배근의 적절한 이완성을 살펴주어 치료에 참고한다.

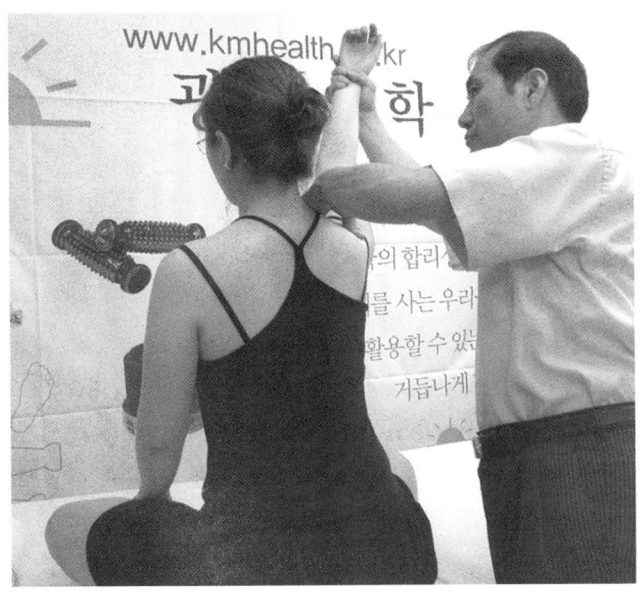

※ 압통점에 피내침을 유침해주면 바로 효과를 나타내기도 하지만, 귀가 후에도 자극이 계속되어 지속적인 치료가 된다.

(3) 어깨와 정신의 관계

견갑골이 등 뒤에서 폐를 이중으로 보호하고 있는 상태는 폐와 혼백, 어깨와 폐의 밀접한 관련성을 살펴볼 수 있다.

팔은 상지(上肢)이며 하늘의 기(天氣)를 가장 가까이 받아들이는 지체이다. 그리고 폐는 천기(天氣-호흡)를 수납하는 상초(上焦)적 장기(臟器)다.

형상적 의미에서도 팔을 하늘을 향해 뻗어 올렸다가 내리는 동작은 하늘의 기운을 받아들이는 모습이 된다.

폐는 천기를 받아들이기 때문에 오장육부를 위로부터 감싸고 드리운 형상을 취하고 있다. (*수태음폐경 172쪽 참조)

혼백(魂魄)을 간직한 폐와 어깨의 관련성.

견비통이 있을 때 감모(感冒)라 부르는 감기가 들면 쉬 낫지 않고 고생하게 된다. 견갑골 근처에 있는 경혈점들의 이름에서도 신(神) 혼(魂) 영(靈) 백(魄) 등이 주로 쓰이는데 이는 폐의 정신적 특성과 관련됨을 살펴볼 수 있다.

예컨대 흉추 2번 옆으로 '풍문'(風-바람, 숨결이 들어가는 문), 흉추 3번의 '신주(神柱)', 그 옆으로 '백호(魄戶)', 흉추 5번의 '신도(神道)', 그 옆으로 '신당(神堂)', 흉추 6번의 '영대(靈台)' 등으로 신령한 의미들이 함축되어 있다.

그리고 견갑골 정중앙 함몰된 부분은 '천종(天宗)'이라 이름 하였다.

어깨 주변의 근육은 장기와도 관련된다.

능형근은 심장, 견갑하근은 장기 기능의 좌우 조절적 특성이 있으며, 견갑거근은 심폐기능 및 불면증과 관련된다.

견갑골의 상하 범위는 흉추 2번에서 흉추 7번까지 이다.

요통과 하지 동통

허리뼈신경 중 어느 한 곳에 신경적 장애요인(압박이나 견인 요인)이 있으면 그곳과 관련된 장기의 기능 저하와 함께 신경분포의 줄기에 따라 통증이나 마비현상이 나타난다.
이러한 증상을 역으로 추적하면 척추신경 어느 부분에 이상이 있는지 알 수 있고, 압통점에 대한 예측도 가능하다.

■ 요추 2-3번 근처의 요통과 신허성 요통

허리뼈 2-4번 사이의 디스크에 이상이 있다면 엉덩이와 외측 대퇴부에만 통증이 나타나고, 허리는 무지근히 아파온다. 이때는 신허(腎虛)성 요통으로 발전되기도 한다.
이때는 호산 1호만 사용한 후 허리를 조금씩 움직여주면 즉석에서 허리가 가벼워지는 경우가 많고 배부 압통점을 찾아 자침해주면 증상은 더욱 개선된다.
여기에 그치지 않고 신장의 원기를 북돋아주면 효과는 더욱 좋은데, 피내침과 제중구법(배꼽 뜸)으로 원기를 북돋아주면 좋다.

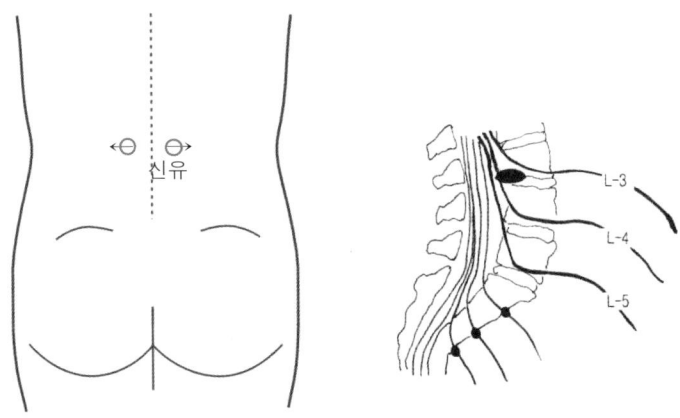

통증이 나타나는 부위

허리뼈 3번 신경의 압박은 하부 요통과 외측 대퇴부 그리고 좀 더 아래로 나타나는 경우는 엄지발가락으로 이어지는 방향에 통증이 나타난다.

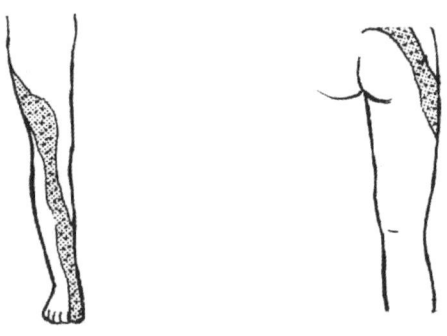

허리뼈 3-4번 위치에서 나오는 척추신경은 대퇴직근·봉공근·하지의 여러 광근과 슬관절근을 지배한다.

특히 대퇴신경과 외측 대퇴신경 전도장애가 있는 방향의 대퇴 부위를 줄자로 재보면 다리가 가늘어져 있음을 알 수 있다.

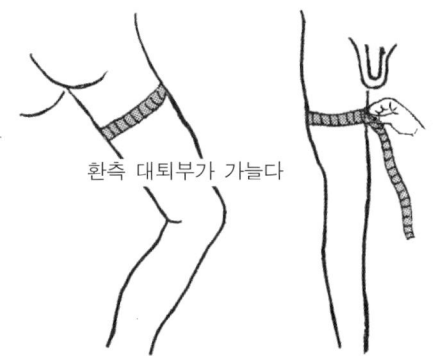

환측 대퇴부가 가늘다

■ 요추 2-3-4번 부근의 요통 치료

바르게 서거나 반쯤 구부린 상태에서 압통점을 찾아본다. 대체로 2-3번 요추 옆 '신유' '지실' 근처에서 압통점이 나타나고 배꼽 주위도 심한 통증이 나타난다. 이 점들을 표시해 두고 누워 편한 자세를 취한 뒤 자침하고, 다시 세워 아픈 동작을 취하게 하여 재차 압통점을 찾아서 추가 자침한다.

복부에는 기본방 호산 1호(중완 천추 기해)를 자침 해준다. 광명 수지침법의 신장점에 압통반응이 양성인 경우가 많고 양성인 경우 자침해주면 대단히 치료효과가 좋다.

신장점은 중국의 오랜 비방혈의 요퇴점과 일치한다.

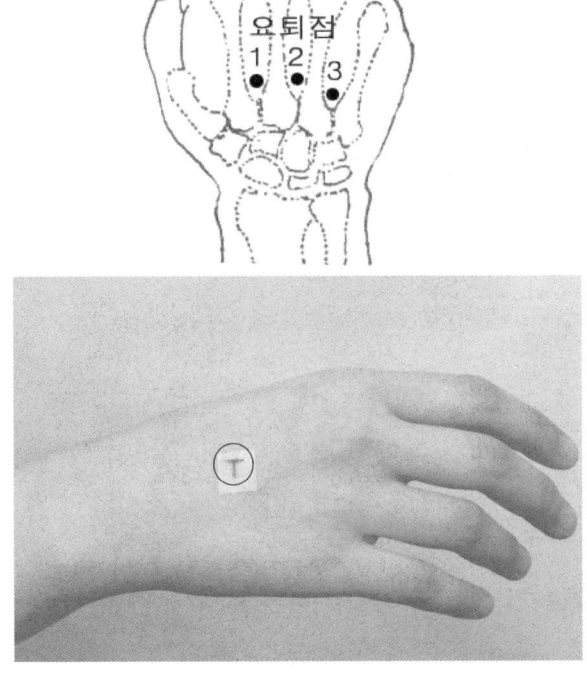

■ 요추 5번 디스크(Disk)와 하부요통

장애 부위

요추 5번 디스크는 5번 요추의 협착(Narrow)에 의한 경우가 많다. 이는 통상 좌골신경통을 유발시킨다.

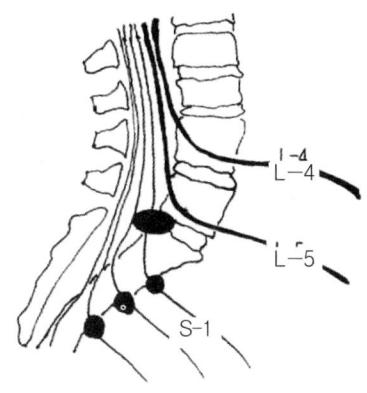

발육 장애와 통증

5번 요추 협착은 엉덩이-뒷다리-소지 발가락 선을 따라 통증이 나타난다.

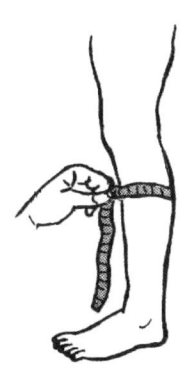

환측 하지 종아리 부분이 가늘어진다

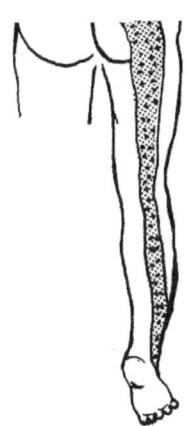

■ 요추 5번 디스크(Disk)의 치료

대부분의 좌골신경통은 5번 요추의 이상인 경우가 많다. 5번 요추의 이상은 디스크의 압박이나 디스크의 탈출현상보다는 요추와 선골의 관절인 요선(腰仙)관절이 협착(Narrow)되어 다리로 내려가는 신경이 압박되는 경우다.

바르게 서거나 반쯤 구부린 상태에서 압통점을 찾아본다. 대체로 4-5번 요추 옆에서 압통점이 나타나고 '환도'로 향하는 근육 특히 이상근 근처에 심한 통증이 나타난다. 이 점들을 표시해 두고 누워 편한 자세를 취한 뒤 자침하고, 다시 세워 아픈 동작을 취하게 하여 재차 압통점을 찾아서 추가 자침해 준다.

임상예 대전시 중구 선화동(72세 여)

20여 년간 요통으로 중등정도의 통증으로 나날이 고통스러운 날을 보내고 있었다. 요양관과 그 좌우측, 상선과 그 좌우측 그리고 우측 환측으로 1개 추가, 그 밑 같은 방향 차료와 그 외방에서 1개를 피내침 시술해 주었다.

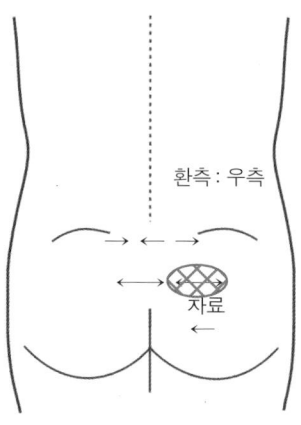

곧이어 방석 위에 하복부를 올려 엎드려 눕게 한 후 방근을 밟아주고 좌우로 진동을 1분 정도 준 후 상태가 호전된 상태로 귀가 시켰다.

3일이 지난 후 귤 한 상자를 들고 내방하여 자신의 완쾌 소식을 전해주었다.

※ 방근 밟아주기 요법

요통 및 좌골신경통은 선골과 장골이 관절을 이루는 선장관절의 변위로부터 시작되는 경우가 일반적이다.

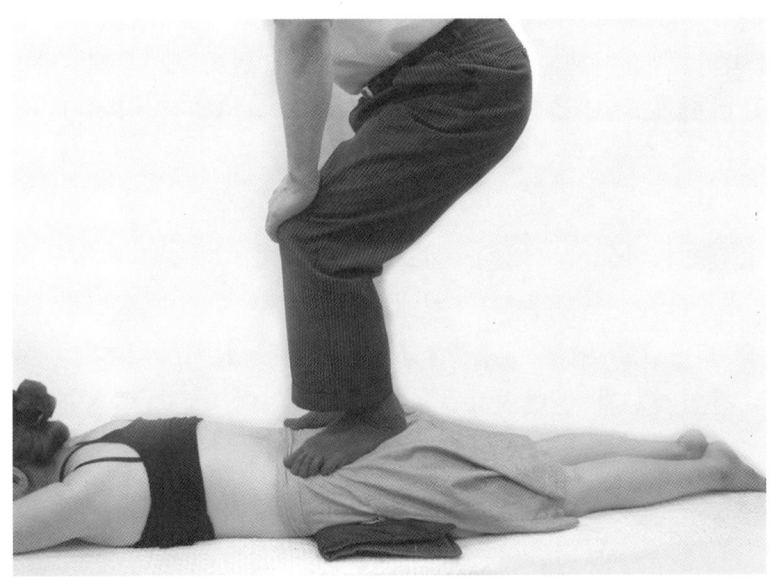

방근 밟아주기 : 골반 아래에 반드시 방석을 접어 깔아준다.

이런 경우 환자의 엉덩이를 발로 밟아주면 증상 개선에 도움되는 경우가 많다. 가정에서도 몸무게 50kg 이상인 성인이 방근을 밟아주도록 권고해줌이 바람직하다.

이때 꼭 방석을 장골 치골 밑에 깔아주어 골반이 다치는 것을 예방하고 골반교정에도 강조효과를 얻게 한다.

부인과 수술 후 요통

부인과 수술을 한 경우 신체를 인위적으로 절단 및 변경함으로써 어혈이 형성되게 되고, 이러한 어혈은 정상적인 기혈의 순환을 방해하여 불통즉통 불통불통(不通則痛, 通則不痛 기혈이 순환 안 되면 아프게 되고, 기혈이 순환 잘 되면 아프지 않는다)이 될 수 있다.

특히 자궁수술로 인해 기혈이 복부에서 잘 소통되지 않으므로 통증이 유발되는 것은 오히려 당연한 경우로서, 자궁이라는 장기를 제거함으로써 구조적 변화 및 신체 기능의 변화를 초래하여 요통 및 상열감, 현기증이 나타날 수 있다.

임상예 서울시 서초구 서초동(48세 여)
자궁적출 수술 후 회복기에 있는 주부.
2005년 11월에 수술을 받고 기가 허해서 회복이 더뎌 여러 자연건강과 한방치료를 겸하고 있었다.

그러던 중 2006년 5월에 지인들의 모임이 있어서 외출했다가 힘이 들어 귀가하여 바로 침대에 누웠다가 한 시간 정도 후에 일어나려 하니 허리 통증이 있어서 움직이지 못할 정도로 힘들었다.

남편의 치료를 받고 뜸도 뜨고 광명베개 요법도 겸하며 치료가 많이 되었지만 작은 무리에도 요통으로 힘들어했다.

그러나 호산 선생님의 1회 방근 밟아주기 요법과 피내침법으로 완치되어 허리 걱정을 하지 않게 되었다며 무척 감사해했다.

척추의 구성과 기능

① 목뼈는 머리에 충격이 가지 않도록 목뼈 7개가 앞쪽으로 활 모양으로 구부러져 완충역할을 하고 있으며, 상하 좌우의 움직임이 자유로워 안면부에 위치한 5관의 기능을 증대시키고 있다. 근육으로 보면 목뼈를 받치고 있는 목 뿌리 부분 중 승모근의 일부를 포함한다.

뒷목과 목은 신경학적으로 뇌신경의 일부와 미주신경을 비롯한 자율신경의 부교감신경 영향권으로 보아 전신을 통제하고 조절하는 중요한 구역(전신 반응점)이다.

② 등뼈는 폐와 심장을 보호하고 호흡을 돕기 위해 12개의 등뼈에 각각 갈비뼈가 연결된 흉곽을 이루고 있으며, 등뼈에서부터 상지가 나온다.

등뼈는 제2 가운데손뼈와 닮은꼴이다. 제2 가운데손뼈의 장기는 등 부분 방광줄기의 유혈인 제5 등뼈의 심장과 제9 10 11 12 등뼈의 간장 담 비장 위장의 치료점을 양쪽 손에 나누어 갖고 있다.

제2 가운데손뼈에 소속된 장기와 상응되는 부위는 척추의 높이에 따라 손뿌리 부분(手根部)에서부터 손가락 부분(手指部) 방향으로 제2 가운데손뼈와 제3가운데 손뼈 사이에 배당된다.

③ 허리뼈는 허리의 전후굴곡과 좌우회전을 쉽게 하기 위해 5개의 허리뼈가 앞으로 구부러진 상태를 이루고 있다. 허리뼈는 셋째손가락 가운데 손뼈와 닮은꼴이 된다.

제3 가운데 손뼈는 허리뼈 1번부터 허리뼈의 끝번인 5번 허리뼈까지를 말한다. 위로는 등뼈와 이어지고, 아래로는 엉덩이뼈와 요선(腰仙)관절을 이루며 연합된다.

허리뼈 좌우측에는 방광줄기에 소속된 제 2번의 신장과 허리뼈 제 4번의 대장이 있다.

대장의 우측은 상행결장과 회장 맹장을 상응하고 좌측은 하행결장과 S상 결장을 상응한다.

④ 엉덩이뼈는 다리와 연결된 장골에 체중을 전달하기 위해 일체화된 5개의 뼈로 구성되어 있다.

엉덩이뼈는 넷째 손가락 가운데 손뼈와 닮은꼴이 된다.

엉덩이뼈에는 척추로부터 체중을 지지하고 이 체중을 양 다리에 전달시키는 엉덩이뼈와 복부의 각 장기를 떠받치고 있는 장골이 관절을 이고 있는 선장관절이 있다.

장골의 바로 위에서 떠받치는 장기에는 소장과 대장 방광이 있고 좌골신경통의 치료점인 환도점은 이곳 후측면에서 잘 나타난다.

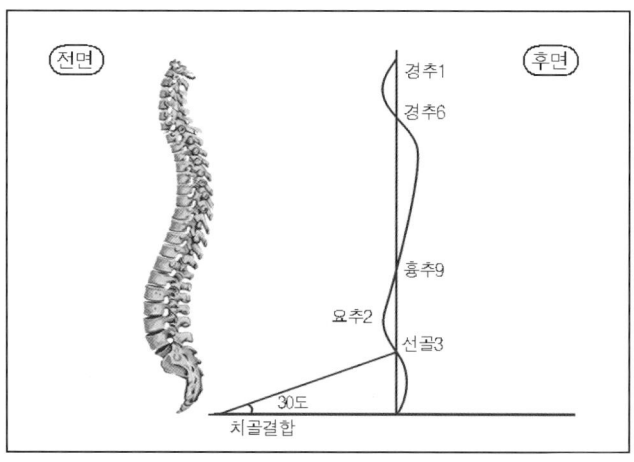

인체의 이상적인 전후 만곡도

선장관절(仙腸關節)

　엉덩이뼈(선골)와 장골이 역삼각형으로 연결된 관절면이다. 아주 강하고 딱딱한 면으로 된 체중축수부와 그 안쪽 아래에 매끄럽고 부드러운 면이 있는 이중구조로 된 관절이다. 딱딱한 면인 체중축수부는 말 그대로 체중을 지탱키 위해 엉덩이뼈와 장골이 일체화된 구조다.

　한편 매끄러운 면은 엉덩이뼈 아랫부분과 꼬리뼈가 보다 부드럽게 형성되어 있어서 호흡과 함께 조금씩 전후로 움직일 수 있도록 되어 있다.

　선장관절이 정상 상태를 벗어나 변위를 일으키면 몸 전체의 균형이 깨지게 되어 심신불안이나 편마비 그리고 척추 디스크를 비롯한 심각한 탈의 원인이 된다.

　선장관절이나 엉덩이 관절의 이상은 피내침법으로 잘 다스려진다.

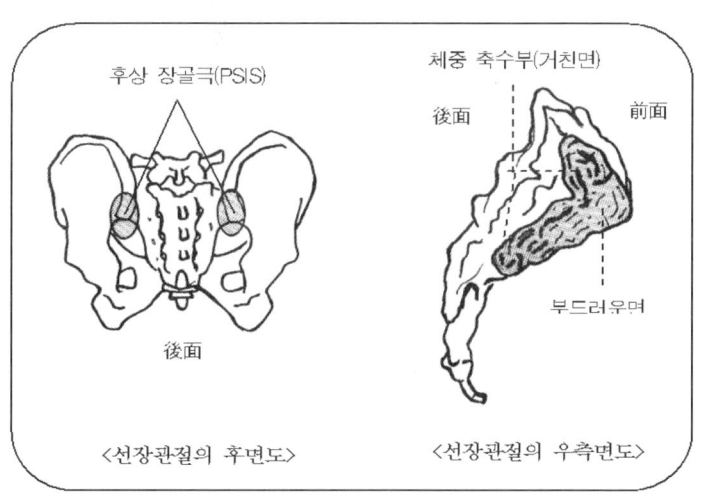

선장관절

추간공 협착증

임상예 대전시 중구 대흥동 210 강계화(71세 여)

2005년 11월 중구보건소 건강체조교실에서 강 할머니를 알게 되었다. 듣자니 허리와 다리가 아파서 고생중이며, 서울 종합병원 여러 곳에서 검진을 받은 결과 노인성 칼슘 부족으로 인한 추간공 협착증(요추 신경통로가 좁아지는 병)이라 하였다.

증세는 50미터도 못 걸어 다리가 땅기고 통증이 나타나 5분 가량 쉰 뒤에야 다시 걸을 수 있는 정도로 심한 고통 중에 있었다.

집이 있는 대전 큰 병원 두 곳에 가서도 같은 결과가 나와 수술을 하더라도 금방 나을 병이 아니어서 어찌할 도리가 없어 고생하던 중 대전 효도 봉사회로 찾아왔다.

주로 하부 요추 부근의 유혈과 복부 기본방에 피내침을 유침해주자 하지가 시원해지고 속이 편해졌다.

그러나 노인성 질환이라 이에 머물지 않고 보다 적극적으로 뜸 치료를 더해 주어야 하겠다고 생각하였다.

다리의 위, 담경상의 요혈들에 뜸을 떠주자 경이적인 효과가 즉석에서 나타났고, 3일이 경과하자 환자는 치료에 자신감을 갖고서 더욱 적극적으로 치료를 부탁하였다.

매일 압통점을 살펴가며 조금씩 변화된 피내침법과 뜸법으로 10여일 후에는 2키로 떨어진 대전역까지 쉬지 않고 걷고 계단도 2개씩 오를 수 있다며 대단히 기뻐하였다.

노인성 질환과 뜸법

노인성 질환에는 뜸법이 병행되는 것이 바람직하다.

직접 몸에 상처가 남는 육구(肉灸)를 뜨면 더욱 시원하고 치료효과도 뛰어난 경우가 많다.

잘 정제된 뜸쑥을 손바닥이나 손가락 사이에 놓고 비벼준 후 정도에 따라 쌀알크기 콩알크기로 자유롭게 만들어 적재적소에 뜸을 떠 치료에 이용할 수 있다.

뜸쑥 말기가 번거로우면 시중에서 구할 수 있는 미니뜸이나 광명뜸을 비롯한 여러 가지 간접뜸이 있다.

복부에 뜨는 제중구법 기구들도 여러 종류가 시중에 나와 있다.

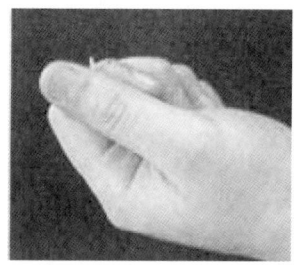
쑥을 비벼 미립대를 만드는 모습

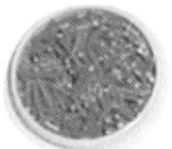
미니뜸

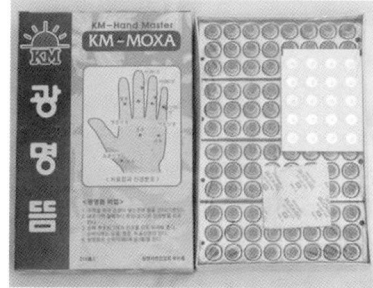
간접뜸(광명뜸)

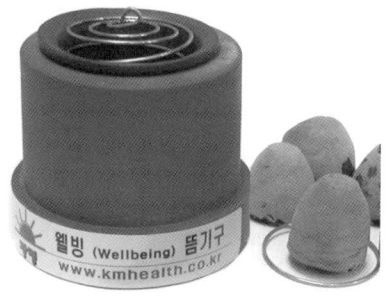
제중구용 뜸기구(황토 웰빙 무연뜸)

구배증(곱추 할머니)

임상예 충북 진천군 초평면 용산리 (박계숙 72세)

45년 전부터 허리가 굽어지기 시작하여 보행하기도 힘들고 농사일에도 도움이 되지 않아 고생하던 중 증평 장애인 협회에서 무료 시술한다는 말을 듣고 치료차 방문하였다.

치료는 배추 10-12번 사이 담유 비유 척중 명문 신유 양관 관원유 대장유에 모두 피내침을 유침한지 30분이 지나자 허리의 굽어진 상태가 반이 펴졌다.

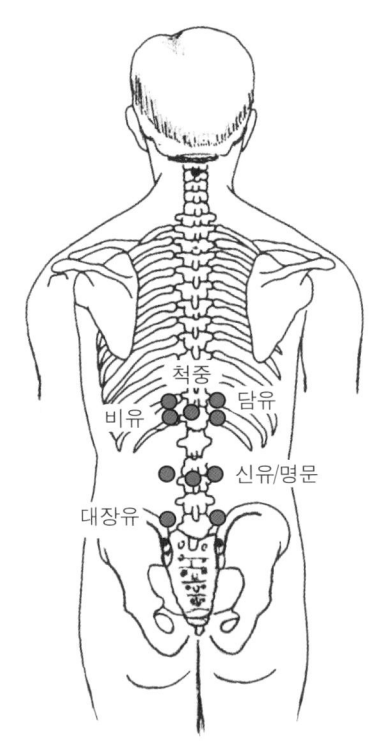

집에 귀가 후 잠을 자다가 보니 바르게 자고 있는 모습에 깜짝 놀라서 보니 바로 설 수 있게 되었다.

이튿날 허리 펴진 꼽추 할머니의 치료사건을 두고 주민들이 놀라 감격했고 장애인 협회로 환자들이 몰려들어 인술잔치를 벌였다.

미골 손상

임상예 모 화장품 회사 부장 (58세 최영숙)

얼음판에서 낙상하여 엉덩방아를 찧어 미골이 금이 가 7개월간 입원치료를 하였으나 후유증이 남아 고생하던 중 대전시 중구 대흥동 효도 중앙회의 침술봉사단을 방문하였다.

치료 : 상선 양관 대장유 소장유 차료에 그림과 같이 자침하고, 미골에서는 횡자하지 않고 하방으로 자침하여 준 뒤, 5분 후에 일어서 보라 하자 즉석에서 통증이 완전히 사라져 지켜보던 회원들이 환호하였다.

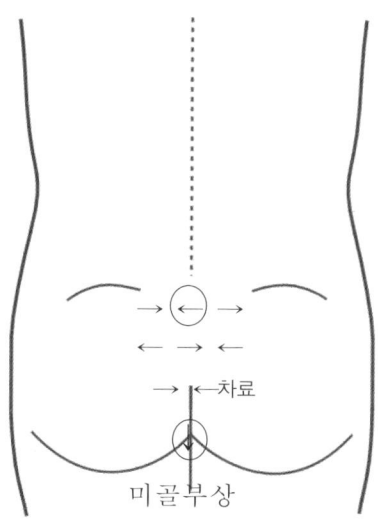

※ 미골과 관련해 알 수 없이 나타난 불쾌감이나 통증은 이러한 상선과 미골단 피내침시술법이 대단히 좋은 결과를 나타낸다.

골반과 고관절 주변근의 피내침법

인체의 지지구조는 골격을 근육이 지탱하여 완성된다. 그런데 인체의 정중선에 있는 척추와 이를 받쳐주고 있는 골반을 지탱하는 근육의 좌우균형이나 근력의 차이 또는 한쪽 근의 피로현상 등은 심각한 장애를 유발할 수 있다.

까닭 없는 요통이나 좌골신경통 등이 나타나기도 하고, 근육과 관련된 장기의 기능을 저하시켜 소화불량 심계항진 비뇨생식기 및 부인과 질환 등을 유발시키기도 한다.

하복부에 있어서는 장요근의 일부인 장골근이 부풀면 골반내부의 긴장이 증가된다. 이는 마치 견갑하근(액와점과 관련된 근)이 부풀면 견비통이 장기화되는 것과 유사하게 비유된다.

■ 장요근(Iliopsoas Muscle) - 근막통증후군

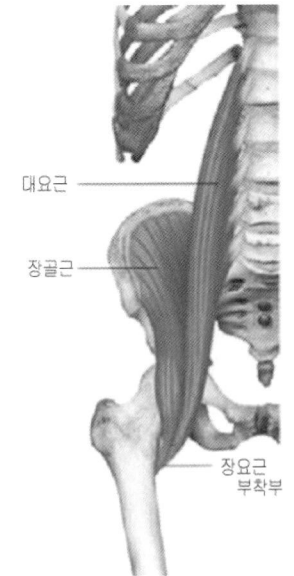

장요근은 대요근 소요근 장골근으로 구성되어 흉추 12번에서 요추 5번의 횡돌기와 골반 내측면을 연결한다.

장요근 중 장골근과 대요근은 요추 측면에서 고관절로 바로 힘을 전달하는 근육으로 마치 갓난아이가 발을 입으로 이동시키는 모습을 연상하면 그 기능이 실감이 난다.

장요근에 이상현상이 나타나면, 환자는 요부, 서혜부 및 대퇴부에 통증을 호소한다.

이러한 증상은 활동에 의해 악화되고, 휴식하면 감소되며, 장요근의 이상은 요통 외에도 변형성 슬관절염이나 냉한 무릎관절과도 관련된다.

대부분의 여성질환과 관련되어 여성질환에는 서혜부와 배꼽을 중심으로 한 복부지압으로 좋은 효과를 보는 경우가 있는데 바로 장요근이 다스려지는 것과 관련이 깊다.

장요근에 이상 단축이 생기면 치골이 튀어나오고, 요추와 골반이 후만되며 고관절이 신전된다. 이때는 비뇨생식기질환이 나타나기 쉬운데 필히 장요근을 다스려 주어야 한다.

※ 피내침법 부인과 질환치료법과 장요근

피내침법 부인과 질환치료법에는 호산 1호 기본방(중완 천추 기해)에서 배꼽 옆 양 천추와 자궁(하복부 중극혈 옆 3촌)을 추가하는데 천추는 대요근, 자궁혈은 장골근을 탐색하고 자침하는 결과가 되어 바로 장요근의 긴장을 풀어주게 된다.

※ 장요근과 승모근의 관계 : 승모근이 부착된 흉추 12번(승모근 하부)에서 경직이 있으며, 어깨가 잘 풀리지 않아도 바로 장요근을 먼저 풀어주어야 한다. 이때도 호산 1호가 유효한 시술법이 된다.

※ 장요근 이상증상 감별과 자가 운동법 : 신장 이상, 장요근 점액낭염, 신경병성 감각장애, 요통 등도 포괄적인 장요근 증후군으로 본다.

자가 교정 및 예방법으로는 깊은 의자에 앉아 있는 것과 같이 고관절을 굴곡 시킨 체 장시간 앉아 있거나 누워있는 것을 피한다. 배꼽 옆 천추와 자궁을 지압해준다.

■ 　대둔근 · 중둔근 · 소둔근

둔부 근들은 요통이나 좌골신경통을 치료할 때 지금 현재의 통증이 어느 근과 관련되었나 생각해보면서 그 근의 시작과 끝을 알고 있으면 압통점 탐색에 보다 유리하다.

특히 이상근은 좌골신경과 근거리에 있는 관계로 이상근이 좌우 균형을 잃고 편측으로 부풀기라도 하면 심한 통증으로 이어진다.

이때는 이상근에 대한 적절한 다스림 없이는 매우 고생하게 된다.

대둔근은 고관절을 신전시키는 근으로 걸을 때나 계단을 오를 때 주로 사용되고, 골반과 선골 고관절을 보호해주는 근이다.

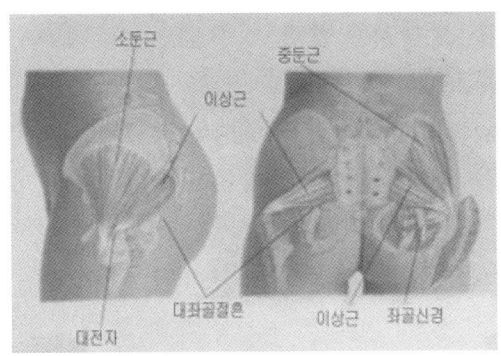

승모근과 함께 가슴을 펴게 하는 직립영장류의 대표적인 근이다.

압통점은 선골 3번 이하 측면과 좌골 밑으로 나타난다.

중둔근은 장골의 외측면과 대전자 후상각 외측면에 붙어 체중을 받쳐주는 근이다.

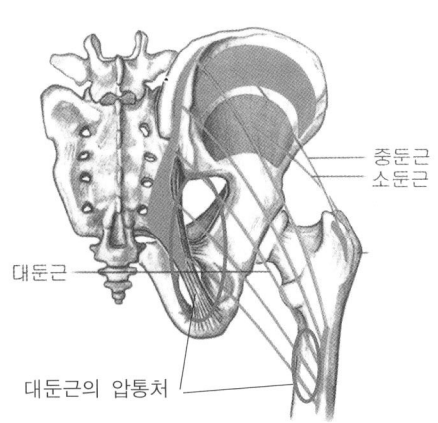

압통점은 후상장골극보다 위쪽 선장관절면이나 장골측면 상단에서 나타난다.

소둔근은 다른 근들에 싸여 있어 압통검사는 어렵고 고관절의 둔통이나 고관절을 앞에서 잡아주는 대퇴근막장근 등과 관련한 통증을 유추하여 치료한다.

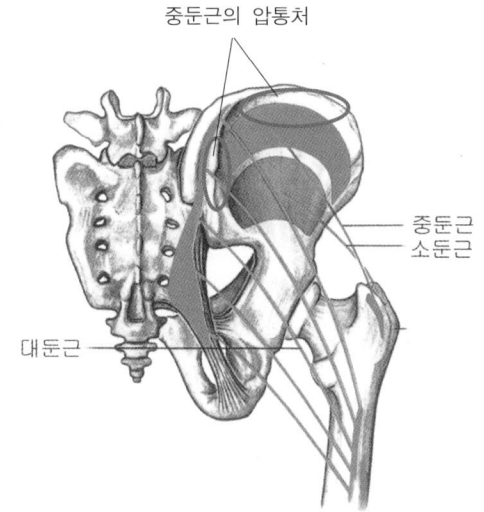

이밖에 고관절 하부에 있는 근들에 대해서도 시작과 끝점을 알아서 압통점 탐색에 참고한다.

※ 하부 둔부 근들의 압통은 바로 누운 상태에서 압통점이 잘 찾아지지 않을 때는 팔을 베고 측면으로 누워 고관절을 구부린 상태에서 움직여 보면서 찾아 그 자세 그 상태에서 자침하는 것이 좋다.

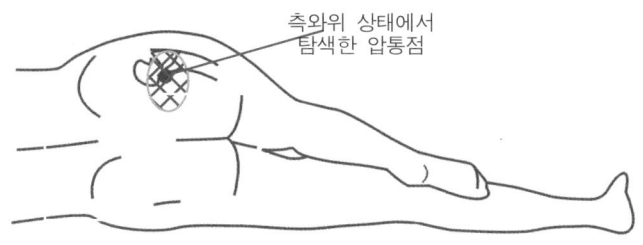

※ 골반외측의 근들(이상근 쌍자근 폐쇄근 대퇴방형근 둔근들)

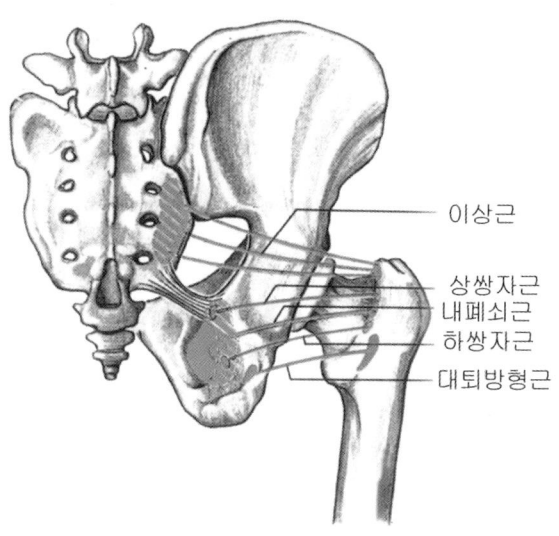

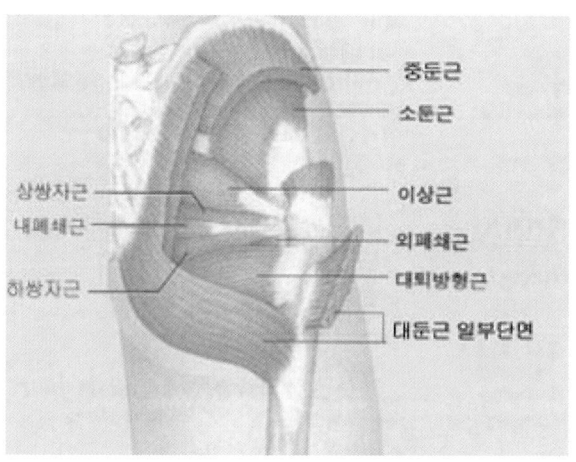

좌골 신경통 (디스크)

- 발등 새끼발가락에 압통반응은 5요추와 선골
- 발등 엄지발가락반응은 5요추와 4요추 사이 주로 하퇴 외측에 통증이 있다
- 하퇴전내측에 통증이 있으면 3~4요추에 원인이 된다.
- 발길이의 차이로 골반이 틀어지면 요추 흉추 경추까지 모두 변형된다.
- 발목각도를 관찰하여 좌골신경통의 바른 자세 교정이 되도록 자가요법을 지도한다.
- 작업과 과로는 재발을 초래한다.

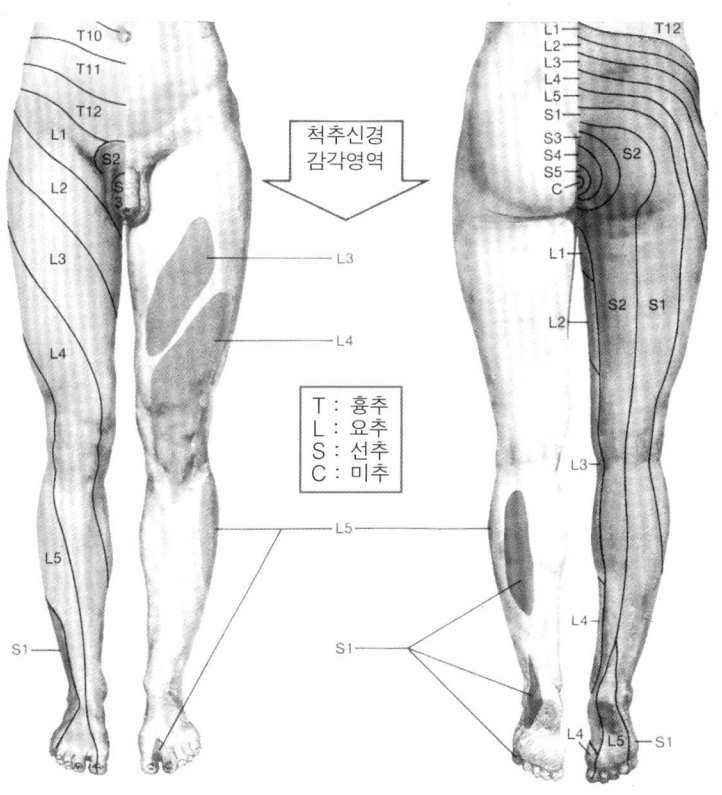

자침부위 : 대장유 양관 소장유 상선 방광유 환도 승부 은문 위중 양릉천 삼리 승산 곤륜

건측→필요에 따라 호침, 환측→피내침 유침

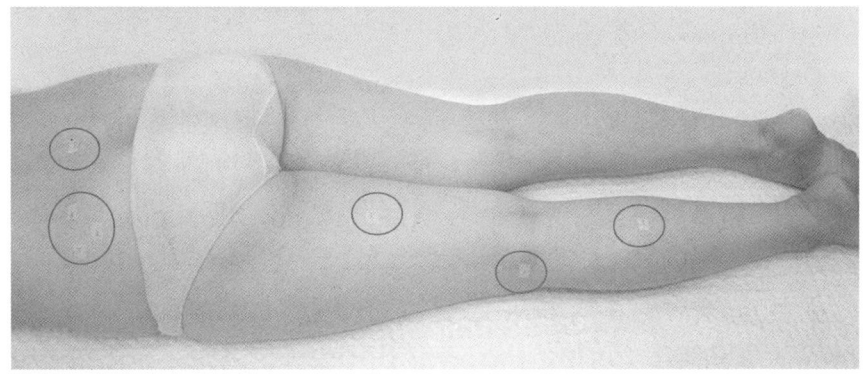

선장관절의 변위나 5요추 협착증은 좌골신경의 흐름을 저해하는 경우가 많다. 이 경우는 좌골신경 바로 위에 있는 선골과 대퇴골두를 연결하는 이상근이 비정상적인 상태로 부어있기 때문이다. 피내침으로 선장관절 주변근과 이상근의 염증을 다스려 준다.

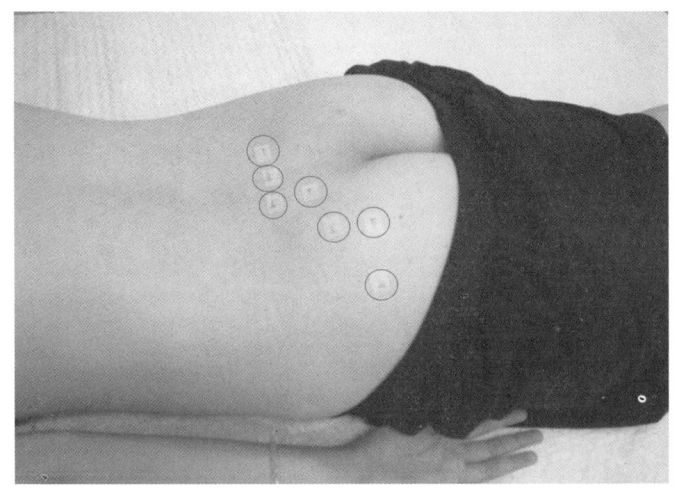

좌골신경통의 이상근 조절점

슬관절염과 변형증

　피내침은 10~20년 된 무릎관절염에도 30분 정도면 통증과 염증이 반감되는 경우가 많다.
　• 관절변형방지가 중요하다. 최대가동범위 훈련치료 등을 자신이 혼자 장기간 즐기면서 계속해야 성공한다.
　• 자기에게 알맞은 운동을 목표로 설정하여 과도하지 않게 진행한다.
　• 양약 각종진통제 주사(스테로이드계) 약물을 남용한 사람은 더욱 치료가 어렵다.
　• 퇴행성 슬관절염은 노화현상과 과체중이 원인이 되고 류마티스 경우에는 완치하기 어렵다.

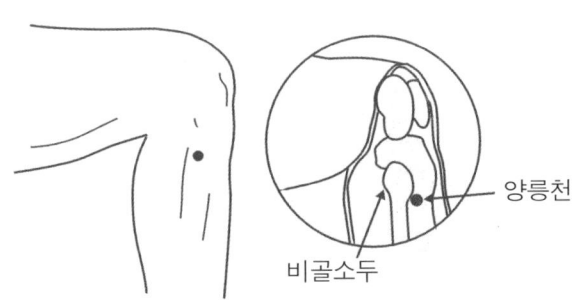

무릎의 통증

무릎과 같이 조직이 복잡하고 항상 힘을 받는 부분은 쉽게 치료되지 않는 경우가 많다. 이럴 때에 피내침 치료는 대단히 유효하다.

압통점을 찾을 때는 다리를 반쯤 구부려 찾아 표시해두고 자침시에는 피부를 최대로 긴장시킨 상태로 자침하는 것이 대단히 중요하다. 왜냐하면 인체를 흐르는 기는 빠르게 순환하고자 하므로 원심성이 생겨 피부 외부를 따라 흐르는 특성이 나타나기 때문이다.

피부를 긴장시킬 때는 엄지와 검지로만 하는 것이 아니라 3-4-5지도 함께 동원되어 피부를 늘려주면 더욱 좋다.

무릎의 피부가 긴장되고 관절이 굴곡되면 압통처가 벌려진 상태에서 시술에 대한 반응도를 높일 수 있기 때문이다.

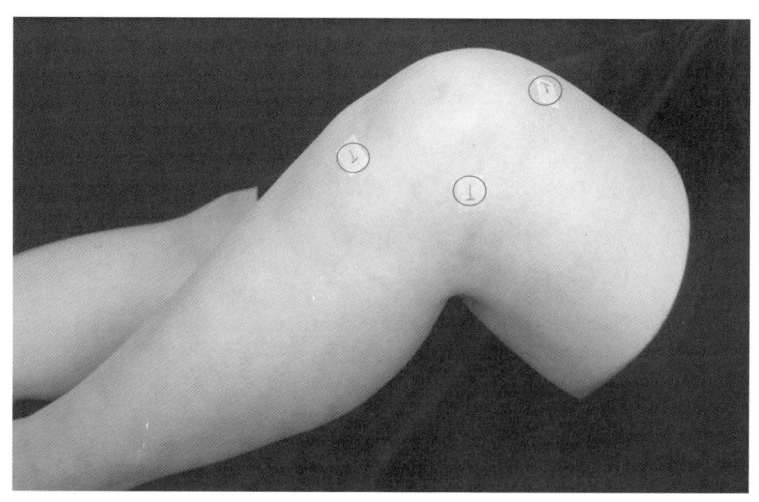

무릎을 구부려 피내침이나 T침을 붙인다.

그리고 아프지 않은 쪽 무릎에는 아픈 쪽 시술점과 똑같은 대칭점에 굵은 침으로 강자극을 주면 「시소(See saw) 원리」와 같이 인체는 좌우대칭적 균형을 찾아 쉽게 치료된다.

간혹 뼈가 있는 바로 위에 압통이 나타나는 경우가 있는데 이때도 마찬가지로 압통점은 피내침을 자침하연 유효한 효과가 있다.

무릎 치료시 발의 각도에 대해서...

무릎 피내침법은 무릎을 완전히 구부려 실시하도록 하였으나 이는 자침순간에 주름이 없어지고 무릎 외측 통증부위 관절이 최대로 벌어져 있는 상태에서 자침하여 치료순간의 효과를 극대화시키는 것으로 판단된다.

그러나 무릎은 지금 당장 치료효과도 중요하지만 피내침을 꽂아 놓은 유침기간 예컨대 하루 이틀 사흘.. 시일이 경과하는 동안 효과를 지속하기 위해서는 평소와 같이 무릎을 반쯤 구부려 꽂아주는 것이 좋으리라 생각된다.

같은 원리에서 요통이나 견비통에서 어떤 자세를 취했을 때 압통이 나타나는 경우, 그 상태에서 그대로 자침하는 것은 그런 자세에서의 아픔을 다스리는데 유효하다 하겠다.

발목 외상

임상예 11세 초등학교 남학생.

운동장에서 뛰어 놀다가 발목이 삐어 금이 가 있는 줄 모르고 침구시술을 받은 후 경과가 조금 좋아지자 다시 발목을 무리하게 사용하여 악화되었다.

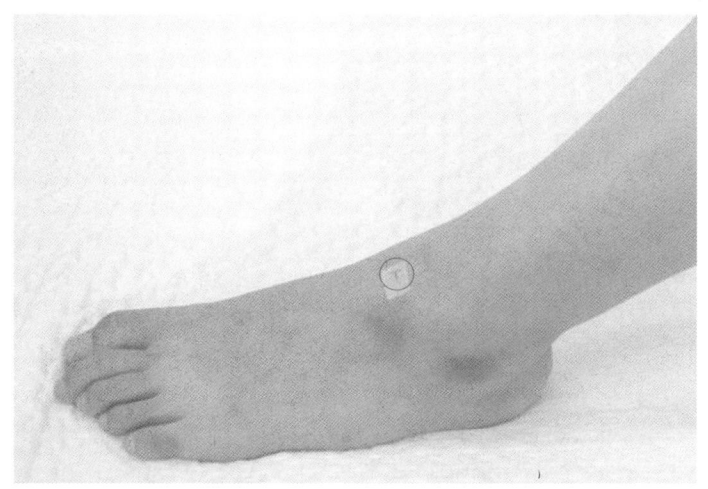

그 이튿날부터 상태가 악화되어 5일후에는 발열이 심해져서 병원을 찾아갔는데, X선 진단결과 뼈에 금이 가 깁스를 해야 했고 그 후 2개월간 치료를 해야만 했다.

피내침으로 구허 곤륜 근처의 압통점을 자침해주고 반대측에는 굵은 호침으로 10분간 유침해준 뒤 발침하였다.
그 학생은 바로 호전되었으나 당분간 뛰거나 무리하지 말라고 당부해주었다.

발목 손목 뿐 아니라 외상환자의 침술치료는 가급적 과학적인 검증이나 진단도 충분히 반영한 후 시술하는 것이 좋다. 부득이 진단이 어려운 경우에는 환처에 직접 자침하기 보다는 수지침이나 원격치료점을 이용하는 것이 바람직하다. 그리고 치료 후 환처를 움직이는 것을 삼가고 안정을 취하도록 주의를 주며, 열이 있을 때는 얼음찜질을, 냉한 통증에는 온찜질을 20분 이내로 실시해주는 것이 좋다.

피내침법은 오래된 환처에도 잘 적용되며 압통처를 좇아 자침해 가다보면 무리 없이 완치될 수 있다.

※ 손바닥 발바닥이 아프고 열감이 있는 경우는 표피가 두꺼운 손바닥이나 발바닥에 직접 피내침을 자침하기는 곤란하다.

이 경우는 손발의 측면에서 압통점이 나타나는지 확인해 보고, 가급적 압통점을 찾아 자침하는 것이 좋다.

부득이하게 압통점이 찾아지지 않을 경우는 아픈 곳과 경락상 상하로 연결되는 부위를 추적하면 반드시 유효한 치료점을 찾을 수 있다. 즉 경혈의 흐름상에서 상류(上流)를 터주거나 하류(下流)를 방류하는 치료법인 것이다.

동상(얼음 든 곳)에 사용한 피내침의 위력!

피내침 치료법 중 동상처럼 잘 듣고 효과적인 것은 많지 않다.

치료점은 손에는 양지(수소양삼초경) 손등 쪽 손목중앙, 발에는 해계(족양명위경) 발등 쪽 발목 중앙에 위치한다. 이점을 자침하고 20분 정도 지나면 혈색이 바뀌어 검푸르던 것이 바로 호전되고 통증도 감소된다.

동상에 손끝 발끝이 붓고 멍든 곳에는 사혈하면 더욱 효과적이다. 이러한 효능을 중풍의 상하지 마비 등에 적용해 보니 상당히 좋은 성과를 거둘 수 있었다.

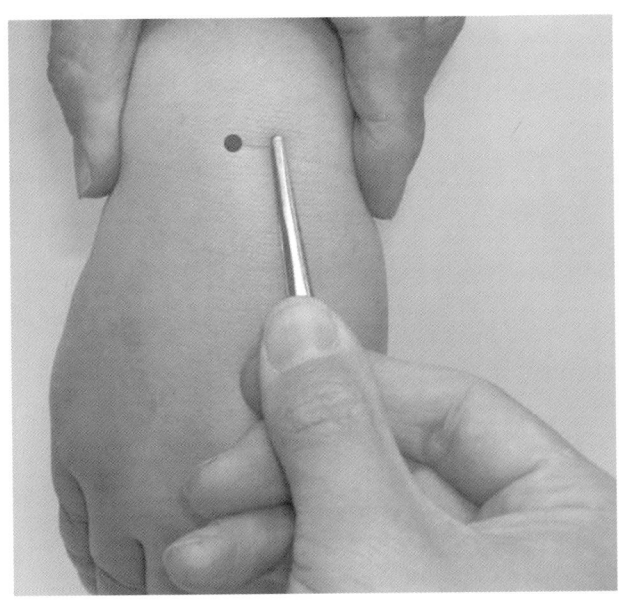

※ 양지 해계는 관절염, 신경통, 류마티스 관절염, 중풍 후 손목 발목 마비된 것에도 특효하다.

중풍 후 상하지 마목(痲木)에 양지와 해계

수족의 감각이 둔해지면 생활에 불편하기 짝이 없다.

중풍으로 고생하는 분들도 컨디션이 좋으면 수족이 조금 편해졌다는 느낌을 갖는다고 한다. 그런데 손목 발목의 바깥쪽(양경) 가운데에 피내침을 놓아 줘보면 상당히 좋은 상태를 유지할 수 있다. 이를 장기간 행해주어야 하므로 자침방향을 잘 정해 자침 해 주어야 한다.

자침방향은 손목 발목의 주름과 나란히 병행하여 자침하되 아어방향(→ ←)으로 하루씩 교차해가며 자침한다.

그리고 손의 양지에만 놓을 것이 아니라 손목 과뼈 바로 아래 양곡도 함께 시침한다. 예컨대 양지를 외측방향으로 놓았으면, 양곡은 이를 마주치는 방향으로~ 양계는 이와 반대방향으로 자침한다.

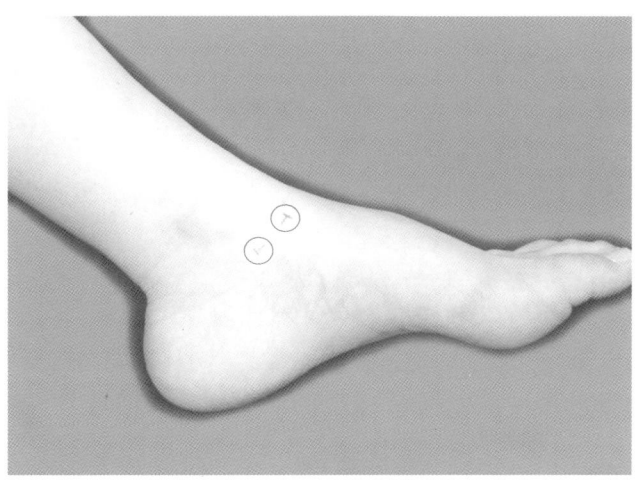

※ 손목 발목 자침방향을 모아주거나 확산시키는 방향이 아닌 돌아가는 방향으로 자침할 수도 있다.

상기 사진에서는 조해(신경)에서 상구(비경)방향으로 발목의 돌아가는 기의 회전성을 살려본 피내침법을 행했다.

이튿날은 모두 방향을 바꾸어 자침한다.

발에서도 마찬가지다. 일어설 수 있는 경우라면 실제로 걸어보면서 발목의 압통을 탐색한다. 해계와 구허 또는 중봉 등 압통점에 같은 요령으로 자침해 준다.

태충과 족삼리에도 눌러보아 압통반응이 있으면 추가해 주어도 좋다.

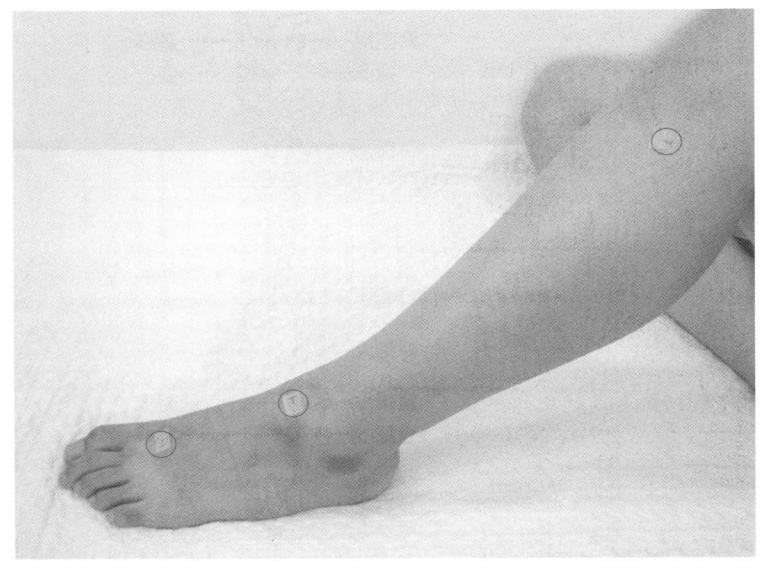

태충과 족삼리에 추가 자침

부인과 질환의 피내침법

피내침의 부드러운 자극은 부인과 질환에 잘 적용된다. 월경불순이나 생리통 등에 발 내측 삼음교를 자침하거나 하복부의 요혈 및 둔부의 요혈들에 피내침을 유침해 준다.

월경불순 치료점

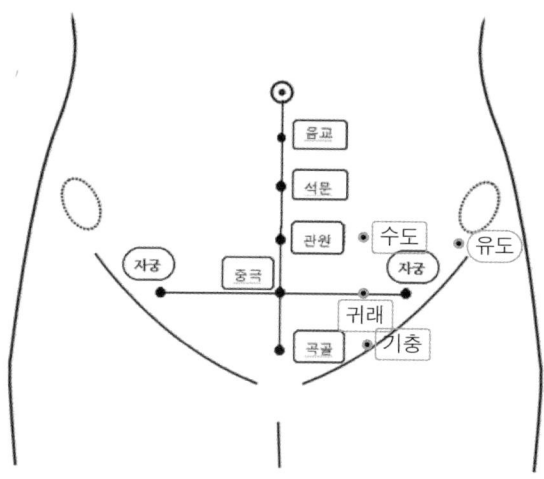

월경은 1개월에 1회 있으나 약 5일간이 정상.
10일 전후의 변동은 이상으로 보아진다.
성기발육부진 난소기능부전 내분비장애가 원인이며 신경성인 것도 있다.
증상은 두통 오심 하리 등을 수반한다.

배부에서는 상선 신유 지실 혈해 삼음교 중완 천추 수도 중극 등이며, 상기 경혈 근처에서 압통점을 찾아 피내침을 자입한다.

※ 상선(上仙)혈은 5요추와 선골사이 일명(一名) 십칠추하(十七椎下)라고 부른다.

생리통의 단혈로 특효한 곳은 상선혈(上仙穴)이다.

상선은 요통 치질 등에도 특효하다.

부인과질환의 배부취혈기준점

월경 불순

월경통은 삼음교에서 반응이 잘 나타난다. 일본 모대학에서 여대생을 조사한 결과에 따르면 월경불순 환자 중 삼음교에서 반응이 나타나는 사람이 60%이상이라는 결과가 보고된 바 있다.

피내침으로 삼음교에 유침하고, 배부 허리에는 관원유 대장유, 복부에는 관원과 그 부근의 피내침 유침으로 치료한다.

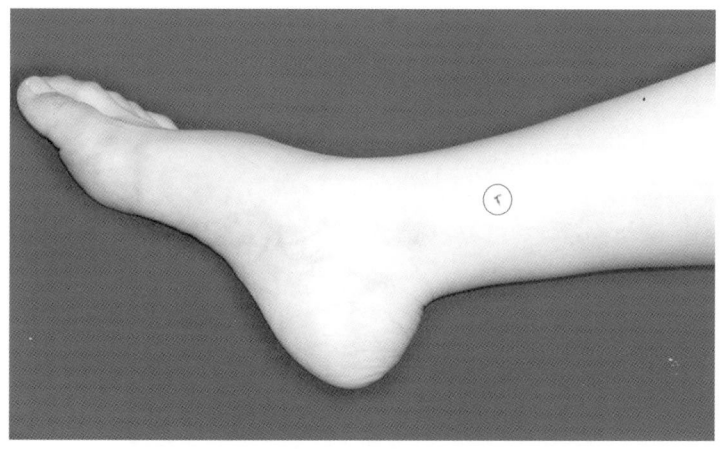

삼음교에 피내침 자침

생리통

임상예 대전시 서구 도마1동 손계옥 (24세 여대생)

중학교 때부터 생리 때마다 고생하며 주기에는 결석하는 게 다반사였었다. 피내침으로 삼음교에 유침하고, 배부 허리에는 관원유 대장유, 복부에는 천추 관원과 중극 자궁에 피내침을 유침하여 치료하였다.

상기와 같은 방법으로 1회 방문 치료 후 증상이 대단히 호전되었다.

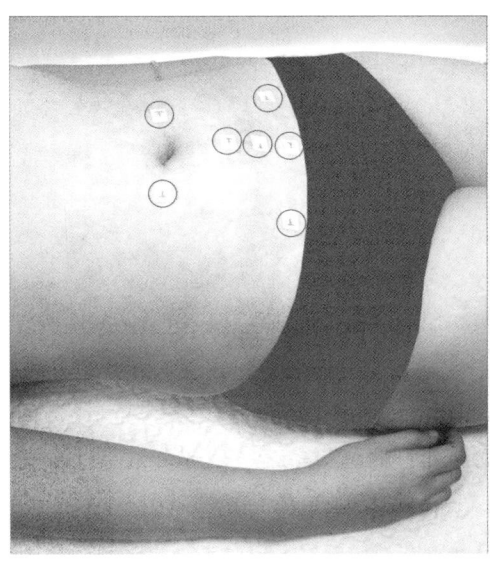

내과 질환의 피내침법

신경성 소화기 질환

스트레스는 만병의 근원이다.
위장병환자 중 신경성인 경우가 많다.
종합병원에서 동물 실험결과 판명된 예를 여러 차례 보았다. 동물을 장시간 괴롭히면 위 내부의 벽이 헐고 극히 악화되는 것을 내시경으로 확인했다.
일상생활에 항상 기쁜 마음 감사하는 마음으로 생활한 사람과 금전(빚)에 시달리는 사람이나 사법계 공무원 등은 스트레스를 받는 정도가 다를 것이다.

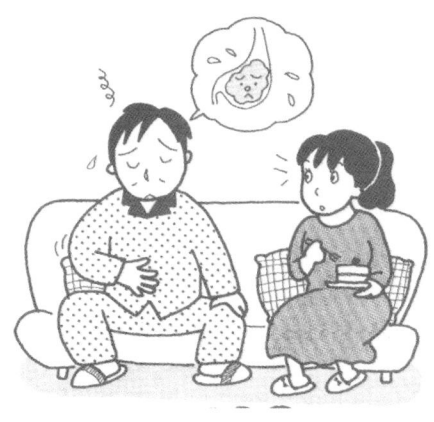

※피내침은 신경성 소화기 질환에 특효하다.
- 배부에서 간유 비유 위유와 내장과 관련된 곳의 압통 부위에 피내침을 자입한다.
- 복부에는 중완 양문 천추 기문 장문을 중요시한다.
- 하지에서는 삼리 태충 내정 삼음교 양구를 취한다.

간성 혼수에서 살린 체험

[임상예] 30년 전 경찰간부 강길현(당시 52세 전남 함평군 함평읍)

광주에서 한의원을 경영하고 있었는데 갑자기 손아래 매제가 찾아와 급전 50만원만 있어야겠다고 하였다. 어디에 쓸 돈이냐 묻자 자신의 형님이 전남대 병원 중환자실에 계시다고 하였고, 5일째 사경을 헤매고 있는데 살 희망이 없으니 오늘 중으로 퇴원해서 집에서 편안히 임종을 지켜볼 예정이라는 데 병원비가 없어서 부탁하는 것이란다.

돈을 준비해 주고 퇴원하고 난 후 방문해 보았다. 병명을 물으니 원인 모를 간성 혼수로 독성이 간을 침범해 의식이 전혀 없고 숨도 쉬는 것 같지 않아 송장이나 다름없어 동네 어귀에는 초상 치를 준비로 천막까지 쳐놓은 상태였다.

시술법 : 먼저 백회에 콩알크기의 쑥뜸 10장을 뜨고 난 후에도 무반응 상태였다. 피내침을 꺼내들어 주변을 지키던 사람들의 시큰둥한 시선을 등 뒤로 하고, 단중 중완 천추 관원에 시술하고 반창고로 덮어준 뒤, 양 손바닥을 포개어 배꼽을 중심으로 시계 방향으로 돌려주기를 10여 분간 지속하자 환자는 슬며시 눈을 떠 의식을 조금 찾아 주위사람들을 놀라게 하였다. 그 후 피내침으로는 간유 신유 요추 기본방 등을 사용하고 기타 한의학적 방법으로 원기를 회복시켜 지금은 건강한 모습으로 함평 노인회 회장직을 맡아 봉직하고 있다.

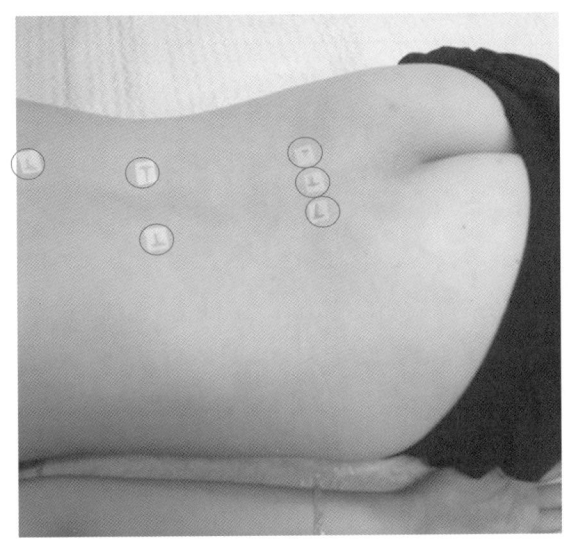

간유(우측) 신유 상선

* 피내침의 다침법 시술예

좌골신경통이나 요통 무릎통 등에 피내침을 100개 가까이 꽂아 치료하는 사람이 있다. 피내침 치료점이 5개 미만이면 좋겠다고 말했는데, 이러한 다침으로 치료하여 성공을 거둔 경우가 있어서 여기에 밝힌다.

* 외과 수술자리에 피내침을 자침한다.

피내침은 외과 수술한 자리나 깁스로 고정하여 수개월 후 굳어진 곳이나 통증이 유발되고 당기고 아픈 곳을 근육의 흐름에 따라 횡자하면 10-20분 후 통증과 불쾌감이 반감된다.

맹장이나 출산시 수술자리도 피내침을 이용하면 좋다.

요배부 디스크 수술한 자리의 가려움이나 통증도 2-3개의 피내침을 시술하면 곧 가벼워진다.

호산 피내침 비법-1 : 기본방

침 중에서 가장 작은 침이 피내침이다.
이 작은 침으로 어떠한 심한 통증이라도 즉시에 완화시키는 비결은 바로 통증이 있는 국부의 압통점을 정확하게 찾는 것이라 하겠다.
압통점을 잘못 찾으면 치료의 효과는 절대로 기대할 수 없다는 것은 임상을 통해 충분히 이해되리라 믿는다. 피내침 치료는 압통점을 찾는 정확성 여부에 따라 치료효과가 좌우된다는 점을 각별히 명심하여야 한다.
그리고 일반침구치료에 있어서도 압통부위의 정확한 취혈이 얼마나 중요한가를 피내침법을 통하여 재삼 인식되리라 믿는다.
침구학에 처음 입문하는 초보자라도 본서에 해설한 그대로 피내침을 사용하여 치료를 한다면 피내침에 대한 경이적인 효과를 실감할 것이며 통증에 관한 견해와 새로운 식견을 체득할 것이다.

피내침 치료는 대증요법으로 압통점이 중요하지만 복부에 있는 기본방은 압통점과 무관하게 거의 모든 환자에게 적용할 수 있는 기본방이라 할 수 있다.
즉 신체의 기본적인 상태를 원활하게 해주는 것이 중완 천추 기해를 자침하는 기본방이다.
이 호산1호로 명명한 기본방은 간성혼수 부인병 요통 등 많은 병들을 치료하는데 사용해 보았다.
이 기본방으로 환자의 반응을 보면 치료에 대한 계획이 서기도 한다.

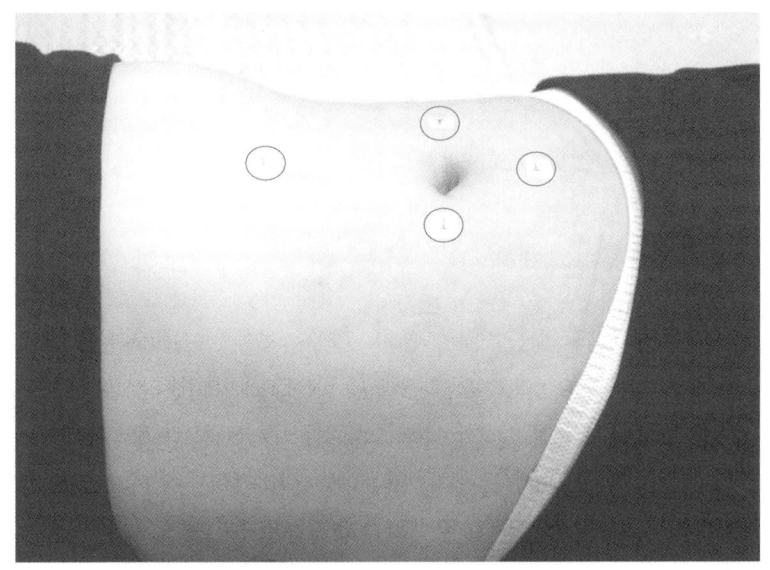

중완 천추 기해를 자침하는 복부 기본방

호산 피내침 비법-2 : 압통점 찾는 법

(1) 피내침으로 치료할 때에는 고전에 있는 경락 경혈 등의 지식은 필요 하지 않다.(초보자도 쉽게 구사할 수 있다는 점에서 이렇게까지 말해 둔다)

(2) 환자에게 통증이 가장 심한 자세를 취하게 하고, 압통 부위를 말하게 한다. 예를 들어 요통에도 여러 종류가 있다. 즉 통증이 있을 때에는 똑바로 선 자세에서 그 부위를 환자의 손가락으로 지적하게 한다.

또한 서있는 자세에서는 아무 이상이 없으나 상반신을 앞으로 구부려 전굴하면 통증이 있는 환자에게는 통증을 심하게 느끼는 각도까지 상반신을 전굴케 하고, 통증을 느끼는 곳을 손가락으로 짚어 알리게 한다.

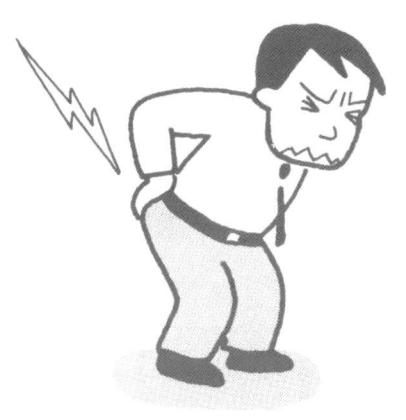

(3) 환자가 아픈 부위를 명확히 지적하지 못할 때는 제일 아프다고 생각되는 곳을 손으로 짚어 지적하게 하고 그 중심부에 표시를 한다.

(4) 환자가 통증을 가장 많이 느끼는 자세에서 지적한 부위 주위에서 압통점을 찾는다. 이때 압통점을 결정할 때까지는 환자가 통증을 느끼는 자세를 유지하여야 한다.

(5) 예를 들어 입위(立位-선 자세)에서 요통을 호소하는 환자는 벽을 바라보며 똑바로 선 자세에서 전 흉부와 복부를 벽에 밀착시키고 환자에게 요통이 있는 곳을 지적케 하고 압통점을 찾는다.
　벽에 몸을 밀착시키는 것은 압통점을 찾을 때 환자가 몸을 움직일 수 있기 때문이다.
　이러한 방법으로 압통점을 찾는 것이 치료상 대단히 중요하며 이 압통점이 바로 피내침법의 비결이라 할 수 있다.
　일반적으로 요통이 있는 환자를 진찰할 때 침대에 복와위로 눕게 하고 요부를 진찰하며 압통의 유무를 찾는 것이 보통이다. 이와 같이 복와위에서 탐지한 압통점과 그 환자를 입위에서 탐지한 압통점과 동일할 수도 있으나 대부분 다를 때가 많다는 것에 특히 유의하고 잘 관찰하여야 한다.

(6) 복부의 압통점을 탐지할 때는 배부를 벽에 밀착시킨 자세에서 압통점을 찾는다. 일반적으로 위통환자를 진찰할 때 앙와위에서 압통점을 찾을 수 있다. 이것은 야간 취침중에 발생한 위통일 때에는 옳은 방법이라 하겠으나 주간에 발생한 환자는 주로 입위에서 위통을 호소하므로 역시 입위의 자세에서 압통점을 찾아 자침하지 않으면 안 된다.

(7) 압통점을 탐지할 때의 주안점을 상세하게 기술한다면 다음과 같다. 환자 자신이 지적한 가장 심한 압통 부위의 중간점에다 먼저 표시를 해둔다.
　그 다음 최초의 중심부로부터 1~3cm정도 주위에 동일한 압력으로 중심점을 정하여 종횡으로 눌러가며 압통이 확인되었을 때 그곳이 바로 정확한 압통점인 것이다.

압통의 중심점이 확인되었다 하더라도 다시 한번 주위의 압통점을 눌러보고 또 되풀이해보아서 틀림없이 중심점이 압통점인 것을 재확인한다.

반복해 말하거니와 압통점이라는 것은 자세에 따라서 이동하기 때문에 압통점을 탐지하는 동안은 환자에게 통증이 있는 자세 그대로 취하여 있게 한다. 따라서 시술자는 빠른 동작으로 압통점을 탐지하여야 한다.

(8) 이와 같이 탐지한 압통점에 싸인펜 등으로 표시를 한 다음에는 환자로 하여금 가장 편안한 자세를 취하게 한 뒤 피내침을 자입한다.

이때 배 요통인 경우에는 복와위로 눕게 하고 피내침을 자입하는 것이 편리하다. 자침방향은 반드시 횡(옆으로)자로 한다. 자침 방향여하에 따라 효과에도 큰 차이가 있다.

(9) 피내침을 자입한 다음에 환자에게 다시 통증이 나타나는 자세를 취하게 해본다. 단 1회의 시술로도 통증에는 변화가 나타나지만 바로 압통점 위에 잘 자침 되었나도 확인 할 수 있다.

(10) 심한 통증은 가벼워졌으나 약간의 통증이 남아있다고 하여 피내침은 듣지 않는다라고 경솔한 판정을 할 것이 아니라 자입한 그대로 두고 환자에게 재차 그 자세를 취하게 하고 통증이 있는 곳을 지적하게 한다.

이때 대부분 피내침을 자침한 곳과 다른 부위를 지적할 때가 많다.

이때는 지적한 곳의 주위를 처음과 같은 방법으로 압통점을 찾아서 피내침을 추가 자침한다.

(11) 한곳에 자침하는 피내침은 흐르는 물을 가로지르는 식으로 자침한다. 흐르는 물이 왕성하게 작용하기 좋은 방법을 사용하는 것이다. 압통 부위가 넓어 여러 곳에 자침할 때는 서로 끝을 마주보게 자침하는 것이 효과적이다. 다시 말해서 압통점의 중심을 공략하는 것이다.

(12) 본 호산(湖山)학회에서는 오행(五行)과 역학(易學)에 관계되는 의학을 하기보다는 현실적인 문제에 집중한다.
정통 한의학에서는 상생상극 음양허실을 강조하는 분들이 많다. 그러나 본 학회에서는 역학 음양이론을 연구하는 시간에 현대의학 병리 생리 병명을 위주로 하여 치료하는 방식을 택한 것이다.
그러나 전궁(임맥)과 후궁(독맥)은 중요하게 임상연구하고 있다. 고통스런 환자를 신속하게 통증을 덜어주고 건강하도록 하는 것이 최선이라 생각한다.

(13) 액와점은 유두 정중선으로 액(겨드랑이) 와(굴)의 중심으로 인체를 좌우로 나누어 환측 액와점만 쓴다.

호산 피내침 비법-3 : 시술가의 자세

● 단정한 용모 : 의복과 몸가짐이 환자에게 신뢰감을 주도록 배려한다. 환자를 대할 때는 항상 깨끗한 하얀 와이셔츠 차림의 정복을 활동하기 용이하게 간단히 착용한다.

● 치료분위기가 조용하고 경건하도록 조성해 주어야 믿음을 얻을 수 있다. 불필요한 신체부위를 노출시키는 일이 없도록 주의하고, 환자가 충분히 이해한 상태에서 인격이 존중된 자세로 치료에 임한다.

치료할 당시 외에도 일반 생활 속에서도 그 사람을 편하게 만날 수 있도록 세심한 배려가 필요하다.

● 항상 환자의 행동을 주시하고 말수를 자제하여 환자의 마음을 꿰뚫어 볼 수 있는 기민한 자세로 진단에 임한다.

● 과도한 자신감은 치료에 무리가 되거나 자신도 모르는 사이에 실례를 범하게 되는 경우가 있다.

● 질병의 치료를 행함에 있어서 들고남은 범과 같이 하되, 행하기 전에 충분히 결과를 예측할 수 있어야 한다.

● 환자를 귀가시킬 때는 적절한 자가요법이 매일 병행되도록 하여 재차 방문시 자가치료의 연장선상에서 치료에 도움이 되도록 이끌어주어야 완치가 쉽다.

운동요법이나 식이요법, 생활상의 주의사항들을 잘 챙겨 준다.

● 환자의 여건에 맞는 치료법이 권유되도록 배려해주는 것이 좋다. 치료를 위한 지시에 따를 수 없는 경우는 적합한 대안을 찾아 알려준다.

호산화보

호산농장에서...

호산이 서울에서 모든 가산을 정리해 증평으로 자리를 옮겨 지내면서 틈틈이 노인복지관의 의료봉사 일을 돕고 손수 흑염소를 키우며 어성초 농장을 가꾸었다.

최근에는 대전 효도회와 노인복지 등에 관심을 갖고 민중요법 피내침 전수에 힘쓰고 있다.

오늘은 외출하는 날 "염소들아 잘 놀고 있거라 시내 좀 다녀오마.."

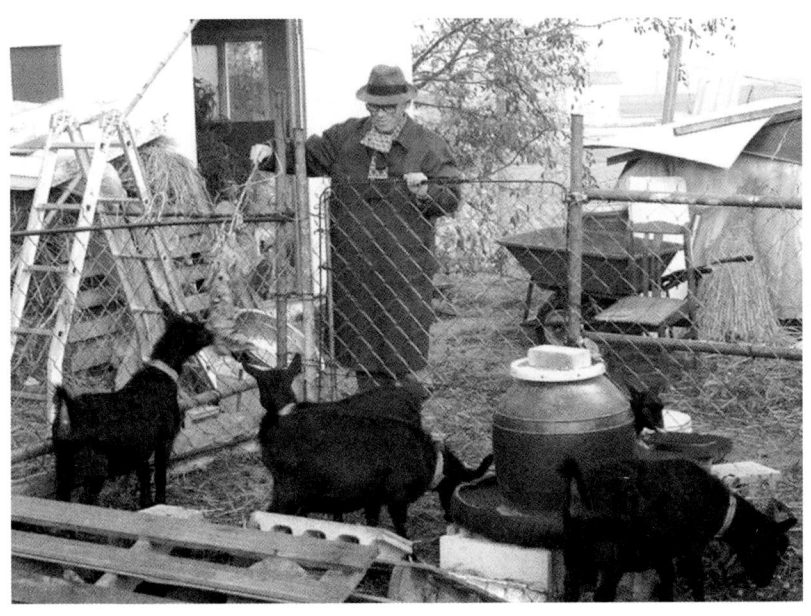

호산의 옛 인술현장을 답사하다.

석양을 바라보며..
 민초들의 아픔을 함께 나누며 바쁜 하루가 다 지나가면 귀가하던, 지금은 허물어진 선도(蟬島)의 옛 집터에서 필자와 함께...
 왕진가방을 들고서 해변가를 걸어 귀가하는 그 길에는 변함없이 늦가을의 황국이 아름다웠다.

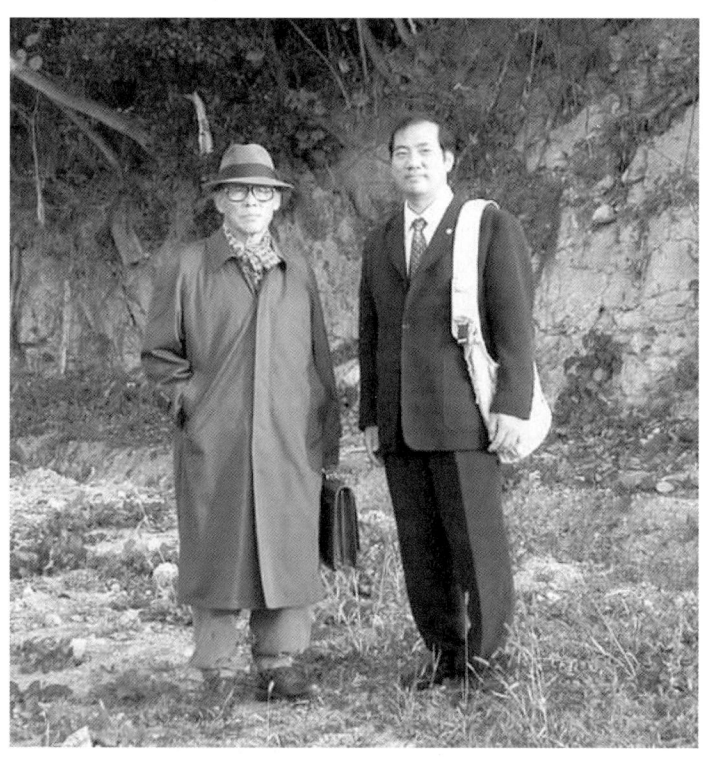

피내침 관련 월보 및 세미나 자료

논단편　　**피내침과 민중의학 정신**

월보 2009년 8월(제193호)

어딘가 병이 났을 때 가장 흔히 갈 수 있는 곳이 약국이며 병원이다. 그런데 병원에서도 쉽게 치료되지 않으면 색다른 방법이나 묘약을 찾아 여기저기 기웃거리게 된다.

서양의학을 공부한 의사들의 입장에서 보면, 임상시험을 통해 효과가 입증되지 않은 치료법을 몇 가지 성공사례만을 보고서 자신의 환자들에게 권할 수는 없을 것이다.

그런데 서양의학으로도 손을 쓸 수 없는 환자에게 단지 입증되지 않았다는 이유로 여타의 치료 기회마저 박탈할 권리는 의사에게 없어 보인다.

따라서 제도권 의료인들은 대체의학에 대해 무조건 거부반응을 보일게 아니라 대중에게 이미 다가가 있는 갖가지 대체요법들에 관심을 갖고 그 효능을 검증해보면서 참된 사실로 밝혀진 내용들을 편견 없이 인정하고 정당하게 알려야 할 의무가 있지 않을까 생각된다.

그런데 여기에는 방법론적 한계가 있음을 감안해야 한다. 서양적 사고방식으로는 수긍이 어려운 동양의 통합성과 형이상학적 특성 등에 대해 충분히 사려(思慮)하지 않으면 그것들이 한낱 샤머니즘이나 비과학적인 것으로 폄하될 수 있음에 각별한 주의를 요한다.

본 논단에서는 쉽게 배워 쓸 수 있는 피내침법을 들어 민중의술의 합리적 가치를 재조명해 보기로 한다.

피내침은 신체의 표면에 나타난 압통점을 찾아 피부(皮膚) 내에 머물도록 얕게(0.5미리 이내) 자침한다.

그리고 그 위에 반창고를 붙여 줌으로써 치료가 시작되는 침술이다.

여기서 압통점이란?

눌렀을 때 아프게 나타나는 점인데, 이점은 인체가 자신의 문제를 해소하기 위해 자신과 이 세계가 경계 짓는 피부 즉 신체표면으로 표출시킨 SOS신호와 같다.

압통점은 반대로 이 점을 통해 문제를 해소시키는 몸으로 가는 치료적 관문인 셈이다. 다시 말해 압통점은 질병의 실마리다. 그 실마리만 잘 잡으면 질병이 해결되는 것은 시간 문제다.

이러한 압통점을 환자와 함께 찾다보면, 질병의 원인이나 그 사람의 정신적 상황들을 알게되며, 그와 함께 공감하는 동안 그는 큰 위안을 얻게 되기도 한다.

그리고 정확히 찾아진 압통점에 피내침을 놓아주면 초기 치료와 함께 피내침이 유침(留鍼)되는 동안(2-3일, 혹은 1주 이상) 치료적 자극을 지속하게 된다.

피내침법은 아프거나 불편한 곳을 무의식중에 긁거나 문질러 해결하는 경우들처럼, 바로 이러한 원리를 침술원리에 비추어 효과가 극대화되도록 합리적으로 고안한 침법이다.

무엇보다도 계속 재생이 되고 있는 피부 진피층에 얕게 자침하였기 때문에 피부의 가장 예민한 감각이 자극의 효과를 극대화할 뿐 아니라 그러한 자극을 며칠간 지속하여 치료하는 침술이다.

이처럼 통증을 찾는 과정자체가 병든 이의 아픔을 어루만져주는 '인술의 손'이 호산 피내침법이다.

| 학술편 | 민중의약 대체요법 - 오산피내침 |

월보 2009년 11월(제196호) 및 2010년 8월(제205호) 요약

피내침의 비방소개(천추와 상선)

(1) 복부 피내침법

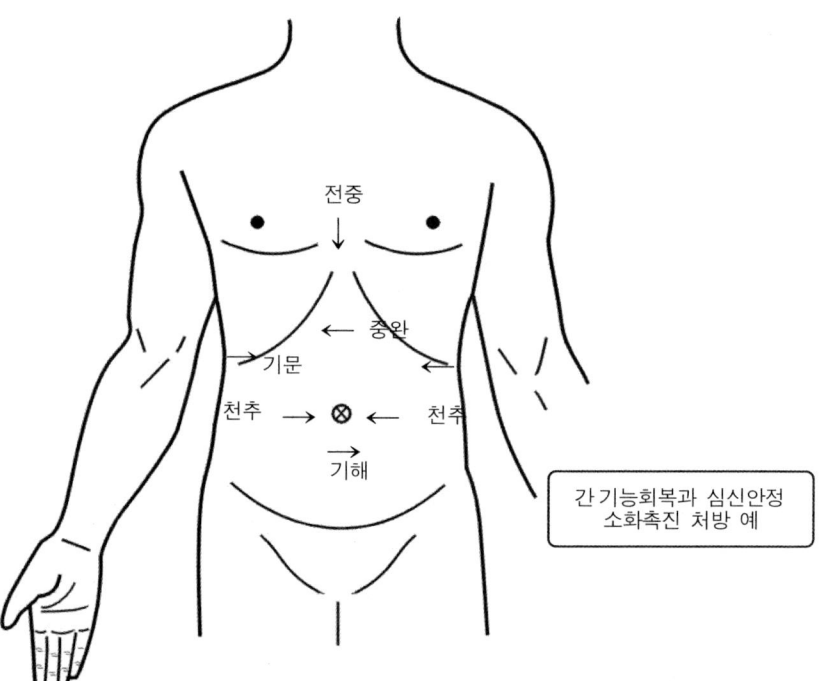

호산은 모든 병의 치료에 있어서 오장육부의 안위(安慰)가 기본 조건이라 생각하여 복부에 중완과 천추를 중심으로한 피내침 치료를 기본으로 한다.

① 복부 기본방 경혈점 : 중완, 천추, 기해를 취하고, 증상에 따라 전중, 상완, 하완, 관원을 쓴다.

② 자침방향 : 양젖가슴 사이 정중앙 전중은 위에서 아래로 하향자(下向刺) 하고, 그 밖의 정중선상의 치료점은 좌-우측으로 교차로 횡자(橫刺) 한다.
이때 오장육부의 중심인 중완을 중심으로 서로 엇갈리게 자침하여 좌우의 균형을 잡도록 한다.
또 정중선을 벗어난 간(肝)의 기문과 같은 곳의 압통은 정중선 방향으로 그리고 배꼽 옆 약 5센티 정도에 있는(2촌 옆) 천추는 배꼽을 향해 자침한다.

*중완 기준점 자침법 : 복부의 피내침 자침법의 중심으로 중완을 삼는다. 중완을 자침함에 있어서 편마비와 같이 한쪽으로 환처가 두드러지는 경우는 최초 중완의 자침방향을 환측방향으로 자침한다.
환측 구분이 곤란한 경우나 중완 자침방향의 결정이 모호한 경우~ 남자는 좌측으로, 여자는 우측(男左女右-*뇌의 좌우 기능적 특성에 따름)으로 초기 자침 방향을 정하기도 한다. 정중선 상하 자침은 중완과 서로 엇갈려 자침한다.

* 천추의 중요성 : 배꼽 옆 2촌에 위치한 천추는~
배꼽으로부터 위를 천(天), 배꼽아래를 지(地)라 하는데, 천추(天樞 *지도리 추)혈은 바로 천지의 기가 교통한다는 뜻을 지닌 중요한 혈이다.
해부학적으로도 천추 아래는 복직근과 복직근초(鞘 *걸개라는 뜻) 부위이며, 제9늑간동·정맥 및 하복벽동·정맥이 있고 제10 늑간신경이 분지된 곳이다.
경혈학상 천추는 대장의 모혈이며, 위장을 비롯한 장질환은 물론이고, 요통과 부인과 질환 등에 사용된다. -호산은 복부 피내침법에서 가장 중요한 경혈로 '천추'를 꼽았다.

(2) 배부 피내침법

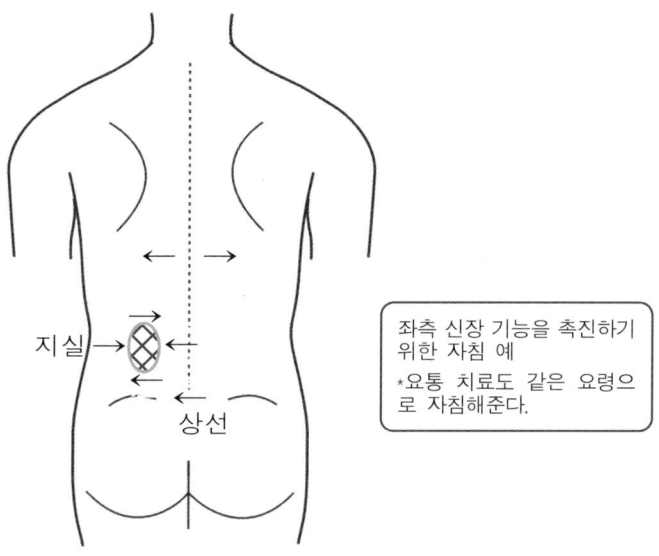

배부 방광경 유혈과 같은 혈위는 독맥(*정중선 뒷면을 흐르면서 모든 기혈을 통솔하는 경맥임)과 반대방향으로~ 확산시키는 방향으로 자침해준다. 단 유혈근처의 압통이 둥그렇게 나타나는 경우는 상하 좌우를 엇갈리게 자침한다. 즉 압통방향 좌우측은 침끝이 모아지고, 상하측은 엇갈리게 자침 한다. *그림에서 신유 지실 근처 참조.

요통과 남녀생식기계통 및 원기회복을 위한 대표적인 침자리는 상선(上仙)이다. 상선의 자침법도 위에서 말한 복부의 중완처럼 자침방향의 기준점이 된다. 즉 병이 있는 환측 방향으로 초기 자침하고, 그 상하는 엇갈리게 자침한다.

※상기와 같은 복부와 배부 자침법을 기본으로 하고~ 압통점을 찾아 추가하면 효과적인 피내침법이 된다. 또는 단순히 압통점을 찾아 자침하면, 압통에 대한 단방요법이다.

피내침 자침(刺針) 요령

(1) 먼저 정확한 압통점(제일 아픈 곳)을 찾는다. 아픈 주위의 세로 선을 따라 찾고, 다음에 가로 선을 따라 찾아 교차되는 점이 압통점이 된다(*종횡 탐색법-광명침 비법책자 36쪽 참고).

(2) 늘어진 피부는 팽팽하게 당겨서 자침(刺針)한다 - 자침효과가 빨리 나타나고, 자침 통증이 줄어듬.

(3) 자침(刺針) 방향은 피부의 주름을 따라 자침(刺針)한다 - 장기간 유침시 안정적임.

(4) 얕게 자침 - 침끝이 깊숙이 박혀 근(筋)에 닿으면 끝이 휘거나 염증이 발생하니 주의를 요함.

(5) 피내침을 고정시키는 방법은 15도 정도 경사로 피부 내에 자침시킨 후, 고리모양의 피내침 머리 위에 반창고를 붙여 고정시킨다.

(6) 자침기간은 여름에는 3일 겨울에는 7일정도 유침시키나 화농되지 않으면 장기간 유침도 가함.

피내침 치료점-천추 상선 대추의 인체공학적 해설

(1) 천추와 복부 피내침법

① 복부 기본방 경혈점 : 중완, 천추, 기해를 취하고, 증상에 따라 전중, 관원, 자궁을 취한다.

*중완과 기해는 서로 반대방향, 천추는 가운데로 모아지는 방향.

② 인체공학적 해설 : 인체의 상하중심은 배꼽이며, 장기의 중심은 중완이다. 복부와 골반 및 고관절을 이어주는 장요근(대요근+장골근)은 인체공학적으로 중요하다.

장요근의 일부인 대요근은 배꼽 옆 2촌 '천추' 부근을 통과한다. 대요근과 장골근이 부풀면 골반내부의 긴장이 증가된다. 그래서 요부, 서혜부 및 대퇴에 통증이 나타나며, 요통과 변형성 슬관절염, 냉한 무릎관절, 그리고 대부분의 여성질환이 발현된다.

장요근에 이상 단축이 생기면~ 치골이 튀어나오고, 요추와 골반이 후만되며 고관절이 신전된다.
이때는 비뇨생식기질환이 나타나기 쉬운데 필히 피내침으로 복부 기본방과 손으로 직접 하복부를 지압하여 장요근을 다스려 주어야 한다.

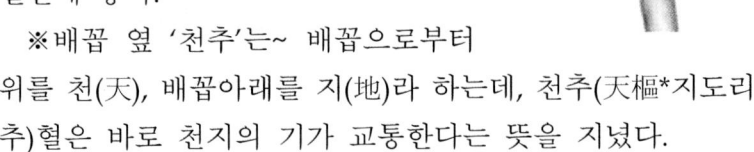

※부인과질환과 장요근 : 부인과 질환치료법으로 중완 천추 기해 외에 자궁(하복부 중극혈 옆 3촌)을 추가한다. 이때 자궁혈을 탐색하고 자침하는 것이 바로 장요근(대요근과 장골근) 하부의 긴장을 풀어주어 부인과 질환에 좋다.

※배꼽 옆 '천추'는~ 배꼽으로부터 위를 천(天), 배꼽아래를 지(地)라 하는데, 천추(天樞*지도리추)혈은 바로 천지의 기가 교통한다는 뜻을 지녔다.

(2) 복부 기본방 추가 자침점 : 전중 액와점 심첨점(전중에서 좌측 어깨향 6cm)

복부에서 살필 수 있는 대표적인 증상이 횡격막 호흡상태와 심장의 상태다. 복식호흡이 잘 되지 않거나 심첨점을 눌러보아 좌측에 양성반응이 현저한 경우는 협심증을 의심한다. 이때는 전중에 하향, 좌측 액와점에 횡자(橫刺) 한다.

(3) 배부 피내침법

인체의 대들보인 척추 상하에서는 제7경추 하단인 '대추'와 선골 바로 위 제 5요추 하단 '상선'이 인체공학적으로 상하기준점이다. *자침방향참조

①대추는 경추를 제외한 척추의 정점이다. 척추신경의 원활한 흐름을 지휘함으로 상초성 기능증대와 두통 발열 감기, 이목구비 오관의 기능 이상에 기본으로 적용된다.

②선골 위 척추의 끝단 상선(上仙)은 척추신경의 맨 아래에 있는 기초이자 하지로 흐르는 에너지를 배분하는 관문이다. 요통과 남녀생식기계통 및 원기회복을 위한 대표적인 치료점이다.

③더하여 흉곽이 있는 배부에서 함몰된 곳이 있다면, 그 주변을 살펴 함몰 압통점에 피내침을 시술해준다. *함몰 흉추에는 흉곽대를 착용시킴.

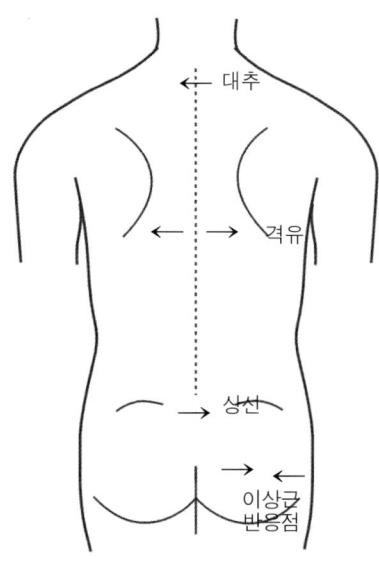

④복부 진단에서 횡격막 호흡에 문제가 있을 시는 배부에서 견갑골이 끝나는 높이에 있는 '격유'를 추가한다.

⑤골반변형이 의심스러울 때는 고관절을 외선시키는 근으로 선골 내측과 대전자 외측단을 이어주는 이상근 주위에서 압통을 찾아 피내침을 시술한다. 추가하여 담경과 방광경을 따라 압통점을 찾아 시술한다.

(4)기타 하지의 피내침법

하지는 그냥 운동기계의 문제만이 아니라 하퇴(下腿)의 전경골근과 전후 대응되는 비복근이나 가자미근은 정맥성 피로회복과 전신 균형유지에 대단히 중요한 역할을 한다.

·만약 안면신경마비를 치료할 경우라면 하지를 잘 지압해주어 근들의 응결을 풀어주고, 경골내측에서 가자미근('지기' '누곡' 부근) 주변의 압통점을 다스려 준다.

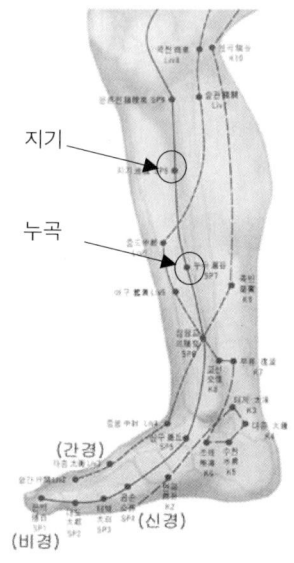

세미나

압통점과 오산피내침

금요세미나 2010. 9. 24

피내침은 피부(진피층)에만 자침하는데 어떻게 몸 속 깊은 곳의 장기나 오래된 질병을 고칠 수 있다는 것일까. 또 왜 압통현상이라는 것은 표면으로 표출되려하는 것인가?

이는 인간의 근본에 대한 사색으로부터 유추해 보면 알 수 있을 것 같다.

인간은 하늘과 땅 사이에 존재하는 하나의 기체(氣體)라고들 말한다. 인간이 하늘과 땅 사이에서 잘 존재하기 위해서는 하늘의 기운과 땅의 기운을 모두 잘 받아들여야 한다.

그러기에 인간은 하늘을 공경하고, 땅의 것들에 의존하여 살아가고 있는 것이다. 다시 말해서 우리 몸과 영은 매순간 하늘과 땅의 기운을 받아들이면서 그 힘으로 살아가는 지구상의 생명체다.

그러기에 인체 내에서도 하늘과 땅을 쉴새 없이 상하로 그 기운을 보내고 받아들이는 통로가 있는데, 그것이 오장육부의 12경맥이라 생각해볼 수 있다.

한편 인체 내의 어딘가에 문제가 생겨 통상적인 신진대사를 통해 해결되지 않게 되면, 인체는 외부 환경에 원조를 요청하게 된다. 그런데 가급적 인체의 표면 가까이에 나타내야 효과적임을 알고 있다.

이때 나타내는 방법으로 일종의 외부로 보내는 구조신호는 과민, 발열, 결림, 경결, 부종, 압통 등 각종반응이며 대표적으로는 아픔으로 느껴지는 경우가 많으므로 우리는 이를 압통(점)이라 통칭하고 있다. 이러한 압통점은 오장육부와 관련되었을 경우 위에서 말한 12경락선상에 나타나는 경우가 많아 이를 경락진단이라 말한다.

또 인간이 하늘 땅 음양의 원리에 속해 있으므로 마치 어린아이가 자신의 문제를 어머니에게 조르듯 오장육부의 문제를 인체의 전면(陰) 흉복부에 나타나는 것이 있다. 이를 모혈(募穴) 진단이라 한다.

한편 자신의 문제를 아버지에게 말해서 해결하는 것과 같이 인체의 후면(陽) 등허리에 나타나는 것이 있다.

이를 유혈(兪穴) 진단이라 한다.

다음은 이러한 압통 반응점의 표출 경로를 경락, 모혈, 유혈로 대별해서 좀 더 살펴보기로 한다.

(1) 12경락과 피내침

동양의학 경락학설에 따르면 인체는 팔과 다리를 상하로 오가며 세로로 이어진 12장부(臟腑)의 경맥(經脈)이 흐르고 있다.

또 이들 12가지의 경맥들로부터 분출되어 인접한 경맥들을 횡(橫)으로 서로 이어주는 락맥(絡脈)이 있어서 인체를 종횡(縱橫)으로 마치 그물 모양으로 망을 이루며 전신을 감싸 흐르고 있다.

경맥과 락맥이 경락(經絡)을 구성하며 전신을 흐르는 중에 이 경락들은 제 기능을 다하기 위하여 기의 흐름을 가급적 빠르게 유지하려는 성향이 있다.

기의 흐름인 경맥이 빠른 흐름을 유지하려할 때 부수적으로 나타나는 원심성(遠心性-겉면으로 흐르려는 성향)이 있는데, 이는 경락에서도 똑같은 원리가 적용되어 오장육부의 경맥은 피부 외곽 쪽으로 기가 표출되려한다.

이렇게 표출된 기는 오장육부를 천기와 지기로써 해당 장기를 윤택하게 하며, 외부로부터 침습(侵襲)하는 병의 원인이 되는 사기(邪氣-풍 한 서 습 조 열 *六邪-風寒暑濕燥熱)를 방어하는 위기(衛氣)로서 작용을 하게 된다.

하늘의 기운은 폐호흡을 통해 천기(天氣)를 받아들이고, 땅의 기운은 섭생을 통해 들어온 지기(地氣)를 소화기계를 통해 받아들인다.

다시 말해서 하늘과 땅 기운을 오장육부가 받아들이고 이를 운행하는 것이 인체의 오장육부 기능인데, 천기를 최초로 받아들이는 폐로부터 시작된 기는~

폐-대장 위-비-심-소장-방광-신장-심포-삼초-담-간-다시 폐로 이어지는 순행 노선을 따라 흐르고 있다.

인체가 하늘의 기운과 땅의 기운을 받아들이는 과정에서 바로 오장육부의 기(氣)는 장기 각각에도 하늘과 땅을 분주히 오르내리는 경맥(經脈)과 경락(經絡)이 생기게 된 것으로 간주해볼 수 있다

기의 표출이 오장육부로부터 나와 팔다리 사지로 뻗어나가는 통로상에 반응을 나타내는 것이 경락진단에 사용되는 압통 반응점이다.

피내침 치료에 있어서 나타나는 압통점들을 살펴보면 인체의 문제가 특정 장기와 관련되어 있을 시 해당 경락선상의 원혈(原穴)이나 락혈(絡穴) 또는 극혈(隙穴)에 압통이 나타나는 것이다.

(2) 모혈과 피내침

피내침법으로 오장육부의 만성화된 질환은 대체로 복부에 있는 모혈(募穴)상에 나타난 압통점에 시술한다. 오장육부의 이상이 장기화 되면 인체의 음(陰)적인 기가 모이는 곳이기도 한 인체의 전면에 피내침법의 압통원리에 따라 압통점을 표면으로 표출시키게 된다. 이

모혈 압통점의 위치

12장부의 모혈은 복부장기의 가장 가까운 표층에 나타내고자 한다. 즉 폐(肺)의 모혈 중부는 폐 첨부 외곽모서리일 뿐만 아니라 폐의 경맥이 시작되는 지점과도 인접해 있다. 대장(大腸)의 모혈 천추는 대장의 횡행(橫行)결장과 인접해 있는 위치에 있다.

심장과 심포의 모혈 거궐과 단중은 심장의 저면 횡격막하단 중심에 거궐이, 양젖가슴사이에 단중이 있다.

이밖에 위(胃)의 모혈 중완, 비(脾)의 모혈 장문, 소장(小腸)의 모혈 관원, 신(腎)의 모혈 경문, 방광(膀胱)의 모혈 중극, 간(肝)의 모혈 기문, 담(膽)의 모혈 일월 등은 모두 해당 장기와 가까이서 외부와 교통할 수 있도록 피부 가까이 있다.

압통점의 표출은 아기가 어머니에게 칭얼대며 호소하듯 인체의 복부 전면(음)에 나타내주는 것으로 오장육부의 모혈(募穴)에 해당된다.

피내침법의 만성병치료는 바로 모혈을 이용하는 치료법이다.
실제 임상에서~

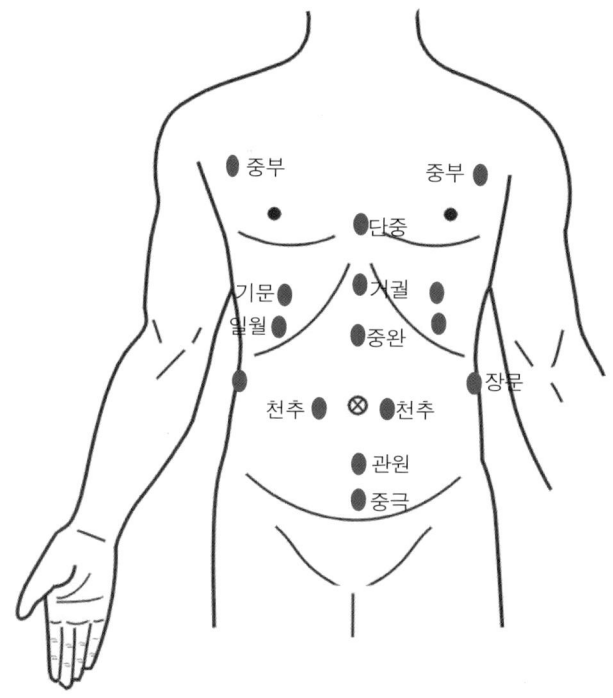

①만성화된 소화기 질환에는 중완과 천추 (+족삼리),
②심장질환에는 단중과 중완 천추 (+좌측 심첨점 신문),
③원기부족에는 기해 단전과 경문,
④부인과 질환에는 천추 중극 자궁 (+삼음교) 등에 피내침을 사용하여 좋은 결과를 내준다.

(3) 유혈과 피내침

무슨 일이 있으면 아이가 아버지에게 보고하는 것처럼 정보계통선상에서 어떤 문제를 상관에게 보고하듯 뇌-척수체계에서는 배부(背部) 척추 옆 방광경 유혈(兪穴)에 나타나는 압통현상이 있다. 이는 뇌척수신경의 전달경로 상의 척추구간을 점유하는 유혈 반응점이다.

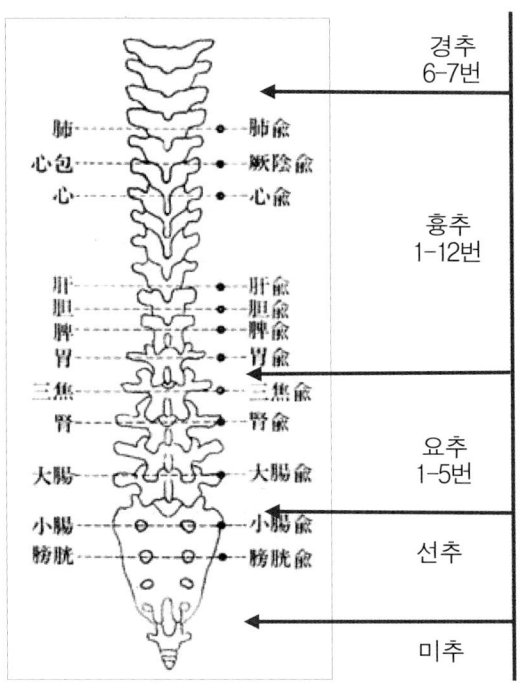

피부와 뇌의 정보계통은 주로 신경학적인 측면에서 볼 때 일차적으로 감각신경을 연상해 볼 수 있다.

피부의 어떤 자극은 즉각적으로 뇌에 전달되어 뇌는 그 반응에 대응한 어떤 조치를 행하게 된다.

이를 발생학적으로 살펴보면 최초의 세포가 수정된 이후 분열을 계속하여 상실기(桑實期-세포무리가 형성된 시기)를 지나 포배기(胞胚期)에 이르러 만입(灣入)과 확장(擴張)이 반복될 때 피부의 겉면이 만입되어 장관(腸管)과 기관이 시작된다.

한편 피부의 감각적인 부분은 뇌와 관련되고 만입되어 뇌의 좌우 반구와 대뇌피질을 형성한다고 상상할 수 있다.

또한 뇌는 전신을 통제하기 위한 척삭(脊索-척추신경의 원형)을 만들어 전신을 상하로 연결한다라고 생각하면, 지금에 있어서 척추 분절과 그 앞에 놓인 오장육부는 척수신경의 통로에서 분지를 뻗은 유혈부근에 유용한 압통점이 나타날 수 있겠다는 추정이 가능하다. (유혈진단의 원리)

근원적으로는 피부로부터 느끼는 감각의 최종 중추인 뇌는 척수를 통해 행동을 지시할 것이며, 이때 척추 고도에 따른 오장육부의 유혈점은 피부 - 뇌 - 장기들 간의 연결체로서의 역할이 있음을 상상해 볼 수 있다.

유혈을 치료하는 피내침 치료법은 반드시 압통이 현저하지 않더라도 그대로 적용하는 경향이 있으며, 이 경우 압통은 허증(虛症)성 압통으로 간주하여 치료하는 경우가 있다.

이밖에도 인체의 압통 반응점은 규칙적인 표출 외에도 별도 상응(相應)체계나 공진(共振)의 원리에 입각해서 나타나기도 한다.

피내침법은~ 이 SOS신호에 인체의 표면에서 응수하여 이를 반대 방향으로 작용시켜 문제의 핵심에까지 전달되어 해결시키는 치료체계라 생각한다.

비(非)압통 치료점 - 허증성 압통점

피내침 치료점은 모두가 양성화된 압통점을 사용하는 것으로 이론을 전개하였다. 그러나 양도락이나 지열감도 측정기 등을 사용하여 오장육부의 좌우허실을 진단해보면, 문제가 있는데도 압통이 양성화되지 않고 오히려 시원하게 느끼는 경우가 있다.

이는 허증성 이상, 즉 통증을 느끼기보다는 눌러보면 오히려 시원한 감이 드는 경우다. 이는 외부의 자극을 수용하여 자신이 온전해지려는 특성 때문으로 사료된다.

이 경우 배부(背部) 유혈(兪穴)을 눌러보면서 압통을 비교해보면 이상이 있는 장기의 반응이 반드시 압통으로만 나타나지 않는 경우에 대한 해답이 될 수 있겠다.

이 경우에도 피내침의 자극은 실제 압통과 같이 효과를 나타내주는 것으로 사료된다.

부 록 : 전신치료의 원리와 경락

1. 정혈 지열감도(指熱感度) 측정치료법

2. 원혈진단과 유혈치료법

3. 인체 14경맥과 경혈의 발생학적 관점

4. 인간 오장육부의 형성과 경락의 발생

5. 인체 14경맥과 침자리 - 피내침용 -

부록 : 전신치료의 원리와 경락

피내침을 보다 적극적으로 활용하고자 하면 압통점으로 나타난 치료점 외에도 논리적으로 응용할 수 있는 치료 반사점들을 생각해 볼 수 있다.

즉 인체의 압통점은 단순한 통증에 대한 즉각적인 반응점인데 반해 어느 질환이 있을 경우 관련 경락과 병리학적인 체계적 반사점을 설정하는 논리적인 치료점이 있다.

경락진찰이나 모혈 유혈 원혈 등 중요혈 이론에 따르면 어떤 질환은 대체로 어디에 반응점이 나타난다는 등 치료상 중요한 점으로 연구된 기초자료를 활용할 수 있다.

여기서는 가장 예민하게 반응하는 손끝 발끝 정혈점에 대한 진단을 토대로 전신을 진단하고, 척추 옆 1.5촌 지점에 있는 유혈점에 피내침을 자침하여 해당되는 장기의 기능을 조절하는 치료법을 비롯해 전신을 진단하고 치료할 수 있는 방법을 다루기로 한다.

1. 정혈 지열감도(知熱感度) 측정치료법

치료하는 임상에서 오장육부의 이상이 잘 진단되는 손끝과 발끝에 있는 오장육부의 정혈에서 열에 대한 과민도를 측정하는 진단법인 지열감도 측정법을 실시해보자.

그 결과에 의해 판단된 오장육부의 진단에서 기혈이 정체된 장기의 유혈에 피내침을 자침해 주면, 에너지 흐름이 개선되어 장기의 균형을 회복할 수 있으며, 여기에 더하여 질병과 관련된 곳에서 압통점을 탐색해서 피내침을 추가해 치료하면 대단히 좋은 결과를 얻을 수 있다.

손발의 끝 오장육부의 12정혈(井穴)에 열 자극을 가해 어느 곳이 예민하게 혹은 덜 예민하게 느끼는지 파악하여 오장육부의 기혈순환 상태를 가늠하는 진단법이다.

준비물 : 향불을 이용한 계수 카운터 장치(또는 불을 붙인 향을 바로 잡아 사용할 수도 있음)

측정실시 : 오장육부의 정혈 측정점(손톱 외안각에서 접선방향으로 2.5mm 지점)에 향불로 균등하게(시간, 접촉각도, 압력) 정혈에 가볍게 접촉시키면서 숫자를 세어간다.

피측정자가 뜨겁다고 말한 그 순간의 숫자를 적어 둔다.

감각이 둔하면 허증, 예민한 곳은 실증이다. 보통 허증인 장기의 배부 유혈에 피내침을 유침해주어 치료에 응용한다.

오장육부 12정혈 측정이 모두 끝난 뒤, 전체적으로 살펴 비교 평가하면서 진단상 유용한 정보를 얻을 수 있다.

(1) 정혈(井穴) 진단 실기

정혈에서 오장육부의 상태를 알 수 있는 진단법은 다음과 같은 가설 하에 가능하다.

가설1 : 인체의 오장육부는 흉복부에 위치해 있지만 그 에너지는 12경락으로 흐른다. 따라서 12경락의 조작에 따라 오장육부 기능이 조절된다.

가설2 : 경락과 오장의 관련성이 분명하고, 특히 경락의 실마리 즉 정혈에서 가장 예민하게 감지될 수 있겠다라는 가설 하에 다음과 같은 실험이 유효하다.

정혈의 자극에 대한 반응도를 몇 가지 방법으로 수치화하여 측정해 볼 수 있다. 예컨대 객관적 수치로 나타내는 전기 저항 측정법, 감각적인 요소가 더해진 온열(溫熱)감도 측정법 등이 있다.

실제로 정혈에서 전기저항을 측정하여 장기의 상태를 나타내는 기구들이 몇 개 있으나 오차범위를 초과하는 경우가 많아 현재 사용할 수 있는 것은 거의 없다.
단지 앞서도 소개한 지열감도 차이 진단법이 임상에서 간혹 사용되고 있다.

지열(知熱) 감도차이 측정법에 사용되는 12정혈

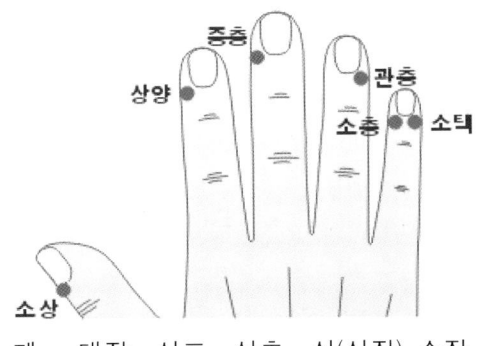

폐   대장   심포   삼초   심(심장)   소장

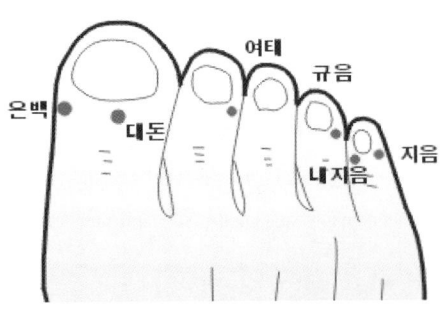

비   간   위   담   신(신장)   방광

준비물 : 향불을 이용한 계수 카운터 장치.

실시 : 오장육부 정혈 좌우측을 향으로 균등히(시간, 접촉 각도, 압력)접촉시키면서 숫자를 세어간다. 피측정자가 뜨겁다고 말한 그 순간의 숫자를 적어 둔다. 오장육부 12정혈 측정이 모두 끝난 뒤 전체적으로 평가한다.

(2) 지열감도를 이용한 치료임상

지열감도측정을 이용한 진단과 치료 임상실험(2004 4월 광명건강세미나 자료)

참가자 중 무작위로 1명을 선정하여 전신진단치료법을 위해 지열감도 측정을 실시하였다. 좌우비교에서는 방광경에서 큰 차이가 있었고, 폐경은 다른 장기에 비해 훨씬 둔하게 나타나 허증(虛症)으로 판명되었다.

*문진으로는 견비통이 있다고 하였음.

치료 및 평가 :

피내침으로 좌우 '폐유'에 자침하자 폐경의 정혈, '소상'에서 지열감도측정이 정상적으로 되돌아 왔다. 그런데 방광경에서는 허증으로 나타난 '방광유'에 자침하여도 개선되기는 커녕 오히려 더욱 좌우불균형이 심화되어 당황되었다.

시간이 한참 지난 후 다시 시도하니 증상이 현저히 개선되는 움직임이 확인되었다. 왜 이러한 결과가 나타났는지 아직 정의하기는 이르다. 그러나 어깨의 통증은 훨씬 좋아졌다.

*질문 : 장기의 상태를 파악하는데 반드시 왜 정혈을 사용하는가? 예컨대 원혈을 사용하면 더 정확하지 않을까?

2. 원혈진단과 유혈치료

원혈(原穴)은 12경의 근본이 되는 혈로서 사지의 수족 관절에 분포되어 있으며, 임상에서는 내장의 병변을 탐색하는 창구로 중시되고 있다.

12원혈은 폐(태연) 대장(합곡) 위(충양) 비(태백), ---심(신문) 소장(완골) 방광(경골) 신(태계) --- 심포(대능) 삼초(양지) 담(구허) 간(태충) 이다.

상기 원혈은 전기저항 진단법에는 유효하다.

(1) 양도락을 이용한 12원혈 진단과 유혈자침 치료법

(2006년 3월 학술위원 임상실험)

피내침 진단과 치료를 합리적으로 연구하기 위한 노력의 일환으로 학술위원들(학술위원 7명 참가)이 모여 손목 발목 근처에 있는 오장육부의 원혈에서 양도락(전기저항 측정법)으로 진단해 보았다.

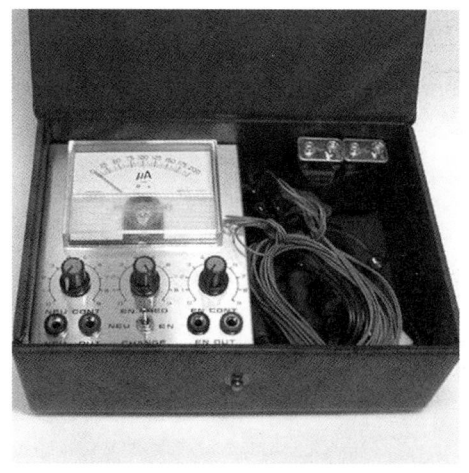

양도락 진단기

사용된 양도락은 보통 시중에서 구할 수 있는 양도락이며, 피측정자는 회원 중 1명-우00(65세 남)을 선정하여 12원혈을 경락흐름 순서에 따라 측정하였다.

실험 측정 및 시술 후 변화 표

오장육부 12원혈	좌측	우측	차이	재측정 (좌측)	재측정 (우측)
폐(태연)	90	100	10우		
대장(합곡)	124	100	24좌	65	75
위(충양)	75	67	8좌		
비(태백)	24	15	9좌		
심(신문)	50	50	없음		
소장(완골)	80	76	근소		
방광(경골)	15	25	10우	5	10
신(태계)	55	60	근소		
심포(대능)	48	74	26우	20	30
삼초(양지)	110	100	10좌		
담(구허)	26	35	9우		
간(태충)	65	75	10우		

한 경락의 좌우차를 면밀히 살펴보기 위해 좌우를 같은 조건 하에서 측정하였다.

최초 측정이 끝난 후 좌우 차가 많은 대장과 심포를 주시하고 허증 장기(저항치가 적게 나타난 곳)의 유혈에 피내침을 유침하여 3분이 경과한 후 해당 원혈을 재측정 하였다.

재측정 결과 :

대장경에서는 개선효과가 뚜렷했고 심포경에서도 다소 개선되었다. 이러한 전신조절을 한 뒤, 피 측정자의 용태를 살펴보면서 침침하다던 눈을 밝게 하기 위해 '찬죽' '사죽공'에 피내침을 자침하자 즉시 눈이 밝아졌다.

아마도 눈 주위에 대한 피내침 자극 이외에도 장부 허실을 유혈자침에 의하여 다루었기에 극적인 효과를 보았던 것으로 보인다.

손에서 진단하는 경혈(원혈)

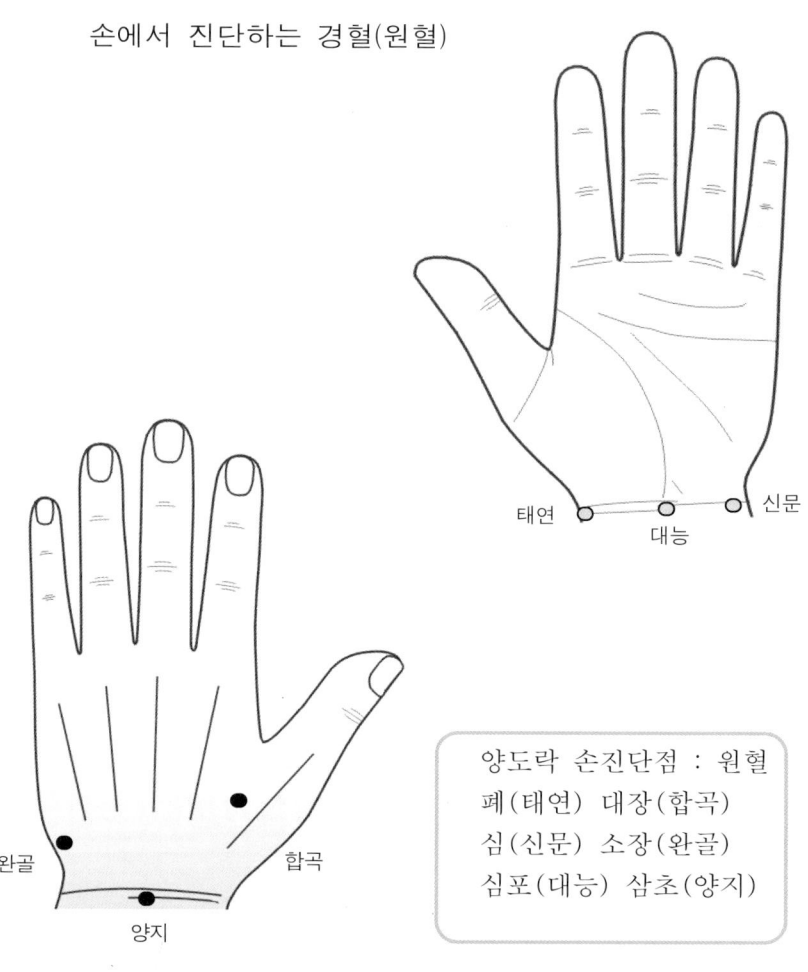

양도락 손진단점 : 원혈
폐(태연) 대장(합곡)
심(신문) 소장(완골)
심포(대능) 삼초(양지)

발에서 진단하는 경혈(원혈)

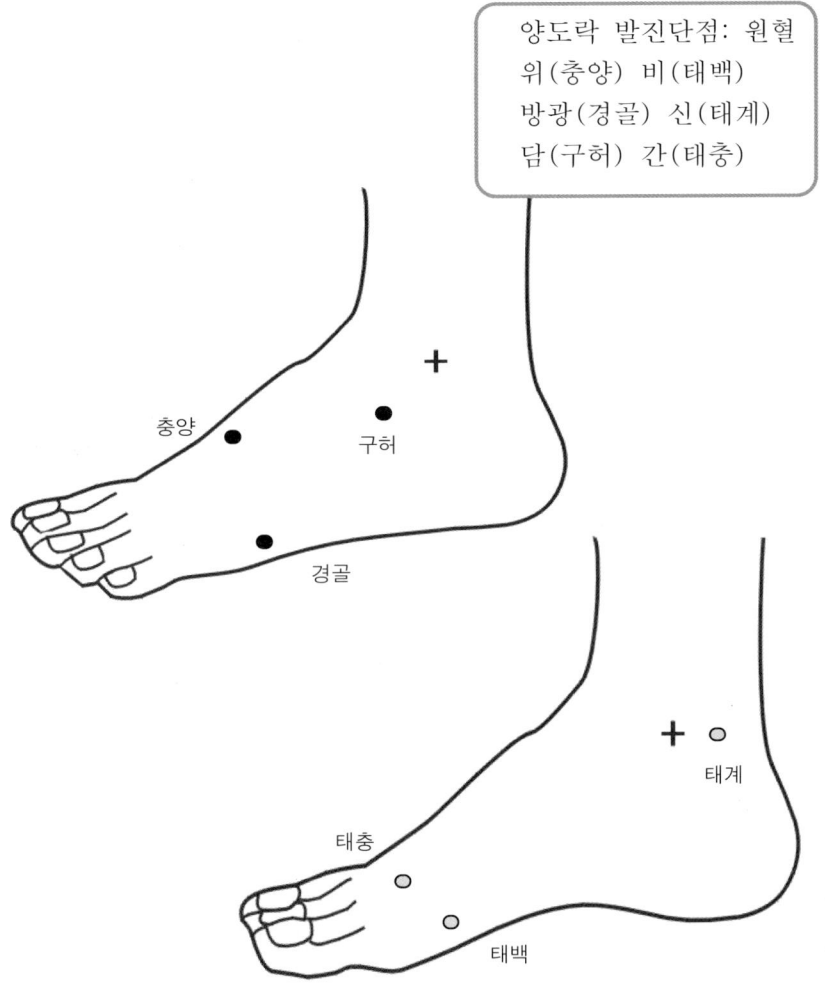

(2) 유혈 치료론

유혈이란 배부 방광경에 있는 경혈이다. *그림 참조.

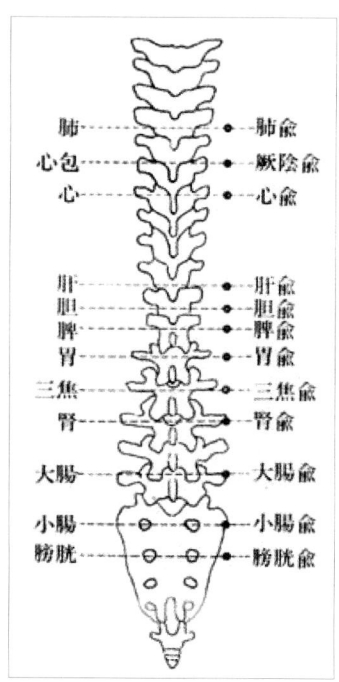

뇌로부터 통제되고 있는 오장육부 에너지인 경기(經氣)를 바로 유혈에서 수송(輸送)한다. 따라서 유혈은 내장에 병변이 있을 때 그 장기가 속한 척추구간에 해당되는 부위로서 압통 과민 근의 강직 등이 나타나기 쉬운 곳이기도 하여 진단 및 치료상 자주 사용되는 중요한 혈위이다.

피내침 정혈진단과 관련해서 하나의 장기에서도 좌우편차가 나타날 수 있다. 이때는 허증으로 나타난 방향의 유혈에 피내침을 자침 해준다. 한편 실증인 경우는 해당되는 정혈에 사혈요법을 실시하여 피 3-5방울을 방혈시킨다.

이는 같은 장기의 경락 좌우 균형을 회복하기 위한 방법으로 방광경 유혈과 손발의 끝단인 정혈을 대극적으로 응용한 진단 및 치료법이다.

이러한 지열감도 측정 결과치를 다른 장기의 정혈진단 결과치와 비교하여 오장육부 상호 간의 균형치료도 가능하다.

예컨대 다른 장기에 비해 유난히 둔한 장기 즉 허증을 나타내는 장기에는 좌우측을 잘 선정하여 허증 장기 방향의 유혈에 피내침을 유침해 준다. 필요에 따라서는 실증인 장기에는 사혈을 시켜 균형을 잡기도 한다. 이러한 치료법이 오장육부 균형을 회복하는 전체치료법이다.

일반적으로 균형을 위한 유혈자침을 실시한 후에 시간이 3-5분 경과한 후에 다시 정혈진단의 개선여부를 확인한다.

지열감도측정 결과 한 장기의 정혈치를 좌우비교에서 허증으로 나타난 쪽의 유혈에 피내침을 자침해준다. 다른 장기와 비교해서 허증성 장기의 유혈에 피내침을 자침하여 보(補)해주는 경우 확인차 정혈진단을 다시 해 보면 비교적 의도한 대로 잘 치료되고 있음이 확인된다.

그런데 지열감도측정 결과 한 장기의 정혈치를 좌우비교하여 실증으로 나타난 쪽에 정혈사혈 방법을 실시하면 그 결과를 기준 삼기 곤란하다. 왜냐하면 정혈사혈법 자체가 진단에 사용될 정혈을 치료대상으로 삼았기에 간섭현상이 나타나기 때문이다.

따라서 지열감도 측정결과는 피내침 유혈(兪穴) 자침법으로 보(補)하고 이를 확인할 수 있지만, 정혈(井穴) 사혈법으로는 치료는 하되 바로 그 자리에서 진단상 유용한 결과치를 알 수는 없다는 한계점을 알아야 하겠다.

※ 재 측정시의 장애와 대안

정혈을 진단을 위한 부위로 선정한 후 치료도 정혈에서 실시하면 사혈된 정혈은 유난히 예민해져 재측정시 오류가 생길 수 있으므로, 원혈을 전기적인 양도락 측정기를 활용하는 방법으로 어느 정도 보완할 수 있다.

또 배부 유혈에 자침하는 피내침법은 복부 모혈에 대한 치료를 가능하게 하지 않을까 하는 생각이 든다.

일반적인 임상에서 급성병 발열 오한에는 등이나 허리에 있는 방광경 유혈을 사용하고, 만성병에는 대체로 유혈과 전후 대칭에 있는 흉복부의 모혈(募穴)을 사용하는 경향이 있다.

이밖에도 배부 유혈과 복부 모혈을 사용하는 경향은 실증과 허증 그리고 장부에 따라 구분해서 다음과 같이 사용하기도 한다.

  * 실증(實證)에는 유혈, 허증(虛證)에는 모혈을 사용한다.
  * 장병(臟病)에는 유혈, 부병(腑病)에는 모혈을 취한다.

3. 인체 14경맥과 경혈의 발생학적 관점

모든 생물의 발생은 하나의 세포가 분화를 시작하여 세포무리가 된 다음 이들이 더욱 분화되면서 만입(灣入) 되거나 확장되어 각 기관과 지체가 형성된다.

그러므로 몸 속 깊숙이 있는 장기나 기관들도 팔다리로 확장된 사지와 관련되어 경락체계를 가지게 된다. 또 발생초기에 같은 세포군에 있었던 피부와 장기, 각 기관들은 지금에 있어서 서로 다른 위치에 있더라도 발생초기를 생각해보면 서로 관련될 수 있다는 가설이 경락 줄기의 현상을 암시하기도 하며, 피부 압통점이나 피부상의 경혈에서 인체의 심부를 치료할 수 있는 이론적 근거 중 하나가 된다.

이를 우리 생활 안에서 생각해보자.

어떤 모임에 갔는데 모르는 사람들이 서로 인사하며 친근해지려할 때, 만약 같은 고향사람이나 동문이라는 사실을 알게 되면 그때부터 가까운 관계로 접어드는 것을 생각해보면 같은 발생학적 부위들이 치료에 유용함을 알 수 있다.

이를 경락적으로 해석하면 폐와 수태음폐경이라 불리는 팔의 전면 상단모서리는 폐에서부터 확장된 모습에서 팔로 뻗어난 엄지측 모서리가 되었다고 생각해 볼 수 있다.

그 형상에 있어서도 하늘의 기운을 받아들이는 자세를 취할 때 팔을 늘어뜨리는 자세는 폐경락을 신전시키는 자세가 된다. 한편 심장과 수소음 심경이라 불리는 팔의 전면 하단모서리는 심장에서부터 확장된 모습에서 소지손가락 방향으로 뻗어나가며 그 형상에 있어서도 심장에서 분출된 혈액으로 인해 팔을 들러 올리는 자세를 취할 때 자연히 심(心)경락이 신전되는 자세가 된다.

(1) 경락의 실마리 : 정혈(井穴)

몸의 12줄기 구성은 손의 안쪽 수태음폐경의 폐에서부터 시작하여 손끝으로 흘러 나가고, 손끝에서는 손의 바깥쪽 수양명대장경의 대장으로 이어져 몸의 머리에까지 올라오고, 머리에서 발에 분포된 양줄기(족양명위경)와 이어져 발끝으로 뻗어 나간다.

발끝에서는 다시 발의 음경줄기(족태음비경)로 들어와 처음과 같이 다시 손의 음경으로 계속되어 세로로 이어져 상하로 반복된 흐름을 유지한다.

이때 경락줄기의 시작이 폐의 줄기로부터 시작되는 것은, 모태에서 출산되어 독립된 개체가 될 때 첫 호흡으로부터 기도가 열리고, 생명의 시작인 천기(天氣) 즉 폐호흡이 처음 열리기 때문으로 간주해 볼 수 있다.

폐줄기 끝단(엄지측 '소상')에서는 폐와 음양관계에 있는 대장(검지 측 '상양')으로 이어져 팔의 외측 대장 줄기가 형성되고, 폐 및 대장과 줄기의 흐름에 있어서 위치적으로 상하관계에 있는 다리의 위경(검지발가락 '여태')과 비경(엄지발가락 '은백')에 이어져 내려갔다가 다시 올라오게 된다.

이와 같은 흐름은 줄기의 실마리인 12정혈인 손발의 끝단에 있는 우물1)을 따라 살펴보면 전체모습을 알 수 있다.

---

* 우물 : 기존 한의학의 정혈(井穴)을 우리말로 우물이라 부른다(필자의 졸저 손의 웰빙 책자 참조).

(2) 경락구성 원리

몸의 12줄기 구성은 손의 안쪽 수태음폐경의 폐에서부터 시작하여 손끝으로 흘러 나간다. 손끝에서는 손의 바깥쪽 수양명 대장경의 대장으로 이어져 몸의 머리에까지 올라오고, 머리에서 발에 분포된 양줄기(위경)와 이어져 발끝으로 뻗어 나간다.

발끝에서는 다시 발의 음경의 줄기(비경)로 들어와 처음과 같이 다시 손의 음경으로 계속되어 세로로 이어져 상하로 반복된 줄기의 흐름을 유지한다.

이때 줄기의 시작이 폐의 줄기로부터 시작되는 것은, 모태에서 출산되어 독립된 개체가 될 때 첫 호흡으로부터 기도가 열리고, 생명의 시작인 천기 즉 폐호흡이 처음 열리기 때문으로 간주해 볼 수 있다.

폐줄기 끝단에서는 폐와 음양관계에 있는 대장으로 이어져 팔의 외측 대장 줄기가 형성되고, 폐 및 대장과 줄기의 흐름에 있어서 위치적으로 상하관계에 있는 다리의 위경과 비경에 이어져 내려갔다가 다시 올라오게 된다.

이와 같은 흐름은 줄기의 실마리인 12 우물을 따라 살펴보면 전체모습을 알 수 있다.

가. 3개의 부분으로 대별되는 줄기

인체를 흐르는 12줄기의 기는 사지 끝단으로 흐르는데, 그 순서를 추적해보면 1차적으로 엄지 검지(제2지) 방향, 다음으로 새끼 방향, 마지막으로 중지(제3지)·약지(제4지) 방향으로 이어져 온몸을 빠짐없이 제도한다.

이 순서는 마치 삼초(세불씨)의 상초구→하초구→중초구로 흐르는 것과 비슷하다.

실제로 12줄기는 손과 발의 가장 내측(엄지 둘째 손발가락)을 상하로 먼저 흐른다(폐경-대장경-위경-비경).

그 다음 손과 발의 외측(새끼손 발가락)을 상하로 흐르며 (심경-소장경-방광경-신경), 마지막으로 손과 발의 정중선 (셋째 넷째 손발가락) 방향(심포경 -삼초경-간경-담경)으로 흐르고 있다.

※여기서 간경의 우물은 엄지발가락의 중앙점에 있어서 하나의 변칙이 있어 보이는데, 발을 대표하는 엄지발가락의 중앙점은 발의 중앙점이라고 간주할 때 변칙이기보다는 정상적인 경우로 받아들여진다.

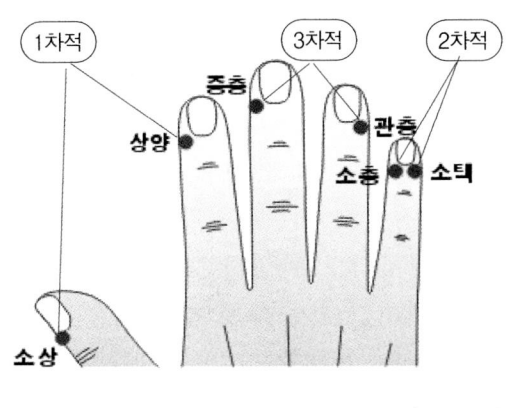

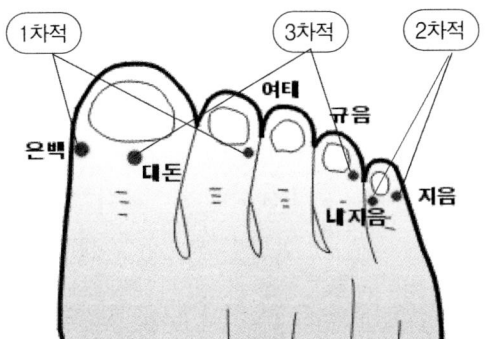

손·발끝 우물을 추적한 흐름 분류도

(3) 줄기의 세 방향에 대한 연구

  기의 통로를 오장육부의 기능적 특성과 관련지어 재해석해보면, 생명현상의 진전에 따라 3개의 구분이 있음을 살펴 볼 수 있다. 즉
 - 1차의 흐름은 기초적인 생명유지 단계
 - 2차로 자아실현 단계
 - 3차로 조절 및 통제 단계로 진화하면서 전개된다.
  여기서 흐름의 실마리 즉 우물혈을 추적하면서 살펴보면 더 확실하고, 이해가 쉽다.

 - 일차적 흐름은 엄지와 제2지 방향,
 - 이차적 흐름은 새끼 방향,
 - 삼차적 흐름은 중심 즉 제 3지 4지 방향이며 장기와 관련시켜 설명하면 다음과 같다.

  ① 1차적 생명유지의 단계 : 폐 대장의 호흡과 배설, 위 비의 음식섭취와 소화 등은 생명유지에 있어 1차적이다.
  이 장기들의 우물혈은 손가락은 엄지-2지 손가락(소상 상양), 발가락은 엄지-2지 발가락(여태 은백) 순으로 흐른다.
  ② 2차적 자아실현의 단계 : 심장 소장의 에너지 집중과 활력, 신장 방광의 산출과 방출 등은 생명의 기본단계를 지나 자아실현 단계로 이어진다.
  이는 5지 손가락 내외측선(소충 소택), 5지 발가락 내외측선(내지음 지음) 으로 흐른다.
  ③ 3차적 조절통제의 단계 : 간 담처럼 저장하며 결단을 내림, 그리고 심포 삼초의 기능처럼 조절하고 견제하며 분배하는 완성 단계로 볼 수 있다.

이러한 장기들을 통제하는 3차적 경맥은 발의 중앙에 해당되는 엄지발가락의 중앙점(대돈)과 넷째 발가락(규음), 그리고 중지와 약지로 흐름(중충 관충)을 살펴볼 수 있다.

※ 참고로 마지막으로 흐르는 간 경맥의 우물은 발의 중앙에 있어야 하는데 엄지발가락의 중앙점에 있다. 이는 발을 대표하는 엄지발가락의 중앙점은 발 전체의 중앙처럼 중요하여 발 중앙점이라고 간주하면 이러한 위치 설정이 변칙이기보다는 정상적인 경우로 받아들여질 수 있다.

4. 인간 오장육부의 형성과 경락의 발생

인간은 어류에서부터 진화 된 것을 가정하여 경락의 3단계적 발전과 비교해 볼 수 있다.

먼저 어류는 산소를 흡수하는 아가미, 소화 흡수를 하는 장, 배설하는 장, 이 3단계가 단순하다.

진화의 다음 단계인 양서류는 아가미를 보완하는 폐가 만입되어 발달하였고, 파충류와 포유류로 진화하면서 위와 소장이 구분되고 신장을 비롯한 몸의 내부를 정화시키는 장기가 새로이 나타난다. 그러므로 인간도 처음에는 하나의 단순한 장관으로부터 분화가 시작되었다고 가정해 볼 때, 현재의 오장육부의 기능적인 역할 구분을 위에서 말하는 삼초(세불씨)로 파악함이 타당하다.

인간의 오장육부를 보면 장관 앞부분은 만입된 공기 주머니 형태로 만들어진 폐가 심장과 함께 가슴을 이루어 상초(윗불)의 기초가 되고, 장관의 중간 부분은 복잡한 소화기로 발달되면서 간과 담이 생겨 위장과 소장을 도와 중초(가운뎃불)의 기초가 되었다.

장관 끝 부분은 대장과 함께 신장과 방광의 비뇨기가 생성되어 하초(아랫불)의 기초가 된 것이다.

줄기 구성의 원칙

줄기의 흐름은 우리 몸을 가장 포괄적으로 감싸고자 한다. 또한 몸의 줄기는 오장 육부에 대한 줄기 배당을 말해 주고 있는데, 여기서는 12개의 줄기를 형성함에 있어서 원칙적인 사항들에 대하여 언급해 보기로 하겠다.

① 줄기는 가장 효율적으로 몸 전체를 감싸고자 한다.

발과 손끝의 우물을 추적하면서 줄기의 흐름을 이어보면 손발의 엄지쪽 우물로 먼저 흐른다. 다음으로는 손발의 새끼손가락 우물로 그 흐름을 유지하며 마지막으로 손발의 가운데 즉 제 3-4지 쪽으로 줄기가 순환된다.

이는 마치 엄지 새끼손가락 그리고 셋째손가락을 순서대로 지압하고 있는 「광명 삼초 손 지압법」과도 일맥 상통하는 점이라 할 수 있으며, 하나의 줄기의 계속적인 연결을 통해 몸 전체를 포괄하려는 목적이 분명하다.

② 괄약근이 있는 부분은 줄기 자체도 이를 따라 회전하게 된다.

몸에 구멍이 있는 부분에 대해서는 줄기도 이를 따라 둥그렇게 밀집되어 있고, 특히 괄약근이 발달된 부분은 줄기 자체가 괄약근을 따라 회전하게 된다.

즉 눈 주위에는 '정명 사죽공 승읍 동자료' 등이 있는데, 이 혈들은 각 줄기의 처음이나 줄기의 끝단에 해당되는 침자리로 구멍을 중심으로 둥그렇게 산재해 있다.

특히 괄약근이 발달한 항문과 성기 주위에는 간경과 신경이, 입 주위에는 대장경과 위경이 회전하고 있다.

※ 몸의 주름이 있는 부분(손목 발목 팔목 무릎)은 낙맥(絡脈)의 흐름이 많다. 그러므로 오행침의 오수혈 중 개울목(兪穴-줄기의 흐름이 타 줄기와 이어져 관련을 맺는 혈)과 바다(合穴-줄기가 바다에 이르는 것처럼 합류하는 혈)는 손발의 관절이 있는 주름진 부분에 위치하는 예가 많다.

③ 뼈의 상태에 따라서도 줄기의 분포가 변화된다.
사지에 있어서 각 줄기가 세로로 쭉 이어져 있으나, 팔의 양경에서 삼초 줄기가 요골과 척골 사이를 지나는데, <회종혈>에서 가로로의 흐름을 유지하고, 요골 돌기가 있는 폐 줄기의 <열결>에서도 돌기뼈의 영향을 받아 비스듬히 흐른다.

또 어깨 뒷면의 편평한 견갑골 위에서도 소장 줄기가 견갑골을 감싸듯이 지그재그로 흐름을 유지하고 있고, 머리의 측두부에서는 담 줄기가 전후로 왔다 갔다 하면서 머리의 옆면을 가급적 많은 부분을 감싸면서 흐르고 있다.

또 발의 내측 경골과 비골 사이를 간 비 신 줄기 즉 족삼음경(足三陰經)이 '삼음교'에서 교차하고 있으며, 발의 양 줄기에서는 위 줄기에 속한 '하거허'와 '풍륭'이, 담 줄기에 속한 '양교'와 '외구', '양보'와 '현종'이, 방광 줄기에 속한 '승산'과 '비양'이 가로로의 흐름을 유지하고 있다.

그러므로 두 개의 뼈가 나란하게 겹쳐지는 뼈들 사이는 줄기가 지그재그 식으로 흘러 뼈들 사이의 여백을 채우고자 한다.

④ 손에 배당된 6줄기는 장부 표리관계에 따라 형성되었다.
손에 배당된 6줄기란 손의 안쪽과 바깥쪽에 배당된 6개의 줄기로, 폐 대장, 심 소장, 심포 삼초 줄기가 있다.

손의 안쪽에 배당된 줄기 즉 수3음 줄기(폐 심 심포줄기)에 해당되는 장기인 폐와 심장은 상초(윗불)에 해당된 장이며 음이기 때문에 팔의 내측에 배당되어야 한다.

수삼양은 수삼음과 장부관계에 속한 부가 되기 때문에 하초(아랫불)의 장기지만 수삼음에 따라 올라와서 발에 배당되지 않고 팔에 배당되어 있게 되었다.

그래서 하초(아랫불)의 장기 줄기인 대장과 소장 그리고 삼초 줄기가 팔의 외측에 배당되는 근거를 여기에서 찾을 수 있다.

⑤ 팔에 배당된 줄기의 분포상황

횡격막 위쪽 즉 흉곽과 두부 그리고 상지가 상초(윗불)의 구획을 형성하고 있는데, 고유한 의미의 윗불 구역인 흉곽 내에는 심장과 폐가 있다.

- 폐의 줄기는 폐의 상단과 가장 가까이 있는 '중부' '운문'에서부터 수태음경의 줄기를 따라 엄지의 '소상'에 이어지고, 이와 음양 관계인 대장경이 상초(윗불) 구역의 손에 올라와 수양명경에 그 위치를 차지하고 있다.

- 심 줄기도 겨드랑이 아래 '극천'에서부터 시작하여 수소음경을 따라 새끼손가락 '소충'에 이어지고, 심과 음양 관계에 있는 소장도 상초인 손에 올라와 수태양경에 배당된다. 그러므로 대장과 소장은 하초(아랫불) 구역에 위치해 있지만 음양 관계에 의해서 상초(윗불) 구역인 팔에 그 줄기가 분포되어 있다.

- 음양관계로 볼 때 음인 심포의 짝이 되는 양인 삼초는 심장과 폐를 비롯한 전 장기의 중간적인 위치에서 중용을 지켜, 손의 안쪽과 바깥쪽 정중선을 흐르고 있다.

이상과 같은 내용들로부터 각 손가락에 배당된 음양의 각 3개씩의 손침 줄기는 다음과 같다.

① 1차적인 흐름 :

몸 침의 엄지 측 방향으로 흐르는 팔에 해당된 제2지에서 폐 대장, 그리고 다리에 해당된 제5지에서 위 비가 손침줄기의 엄지방향으로 1차적 흐름을 유지한다.

② 2차적인 흐름 :

몸 침의 새끼방향으로 흐르는 팔에 해당된 제2지에서 심장 소장, 그리고 다리에 해당된 제5지에서 방광 신장이 새끼 방향으로 2차적 흐름을 유지한다.

③ 3차적인 흐름 :

몸 침의 가운데 방향으로 흐르는 팔에 해당된 제2지에서 심포 삼초, 그리고 다리에 해당된 제5지에서 간 담이 손가락 가운데로 흐르고 있다.

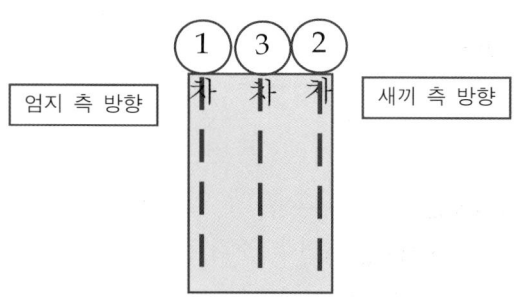

팔다리에 해당된 제2·5지의 줄기 흐름분류도

위와 같은 경락흐름의 원칙과 12경맥의 흐름을 알면 보다 쉽게 압통점을 찾아 응용할 수 있다. 즉 어떤 부위에 압통점이 있으면 경락줄기의 상하에서 압통점을 탐색할 수 있고 같은 경락내의 관절부위 등이 압통점이 출현하기 쉬운 관문에 해당되는 것은 일반적인 경우다.

※「광명 호흡법」에서도 3차적인 흐름인 심포 삼초의 호흡은 상하 어디에도 치우치지 않고 손을 옆으로 반듯하게 벌리면서 호흡함으로써 중용적 균형을 얻게 하는 특성이 있다.

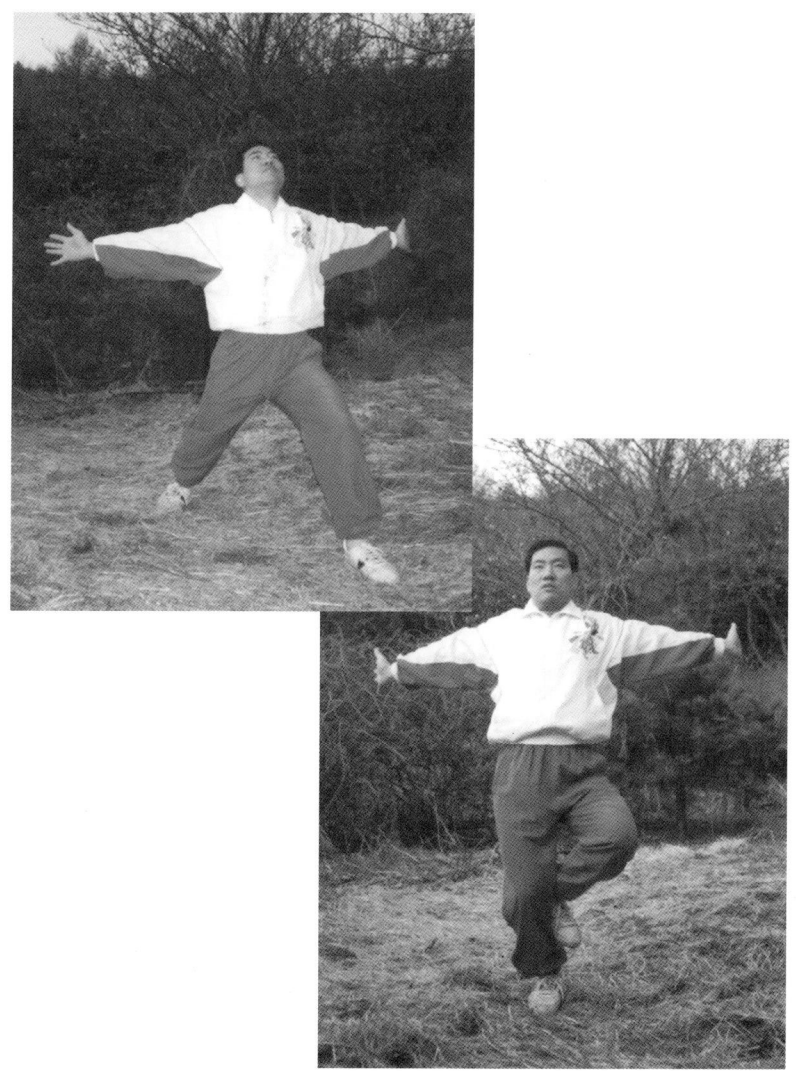

5. 인체 14경맥과 경혈(침자리 - 피내침용)

(1) 폐 줄기(手太陰肺經)

폐의 줄기는 가슴과 어깨가 이어지는 곳(폐 상단)에 있는 '중부'에서부터 시작. 손의 안쪽 즉 수태음 폐경의 줄기를 따라 엄지손가락 끝 '소상'으로 뻗쳐 내려간 후 둘째손가락 안쪽 대장줄기에 이어진다.

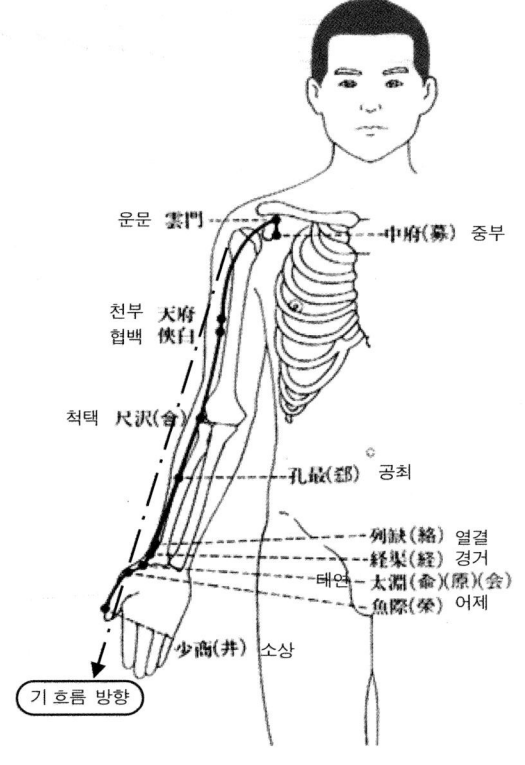

폐는 호흡을 주관하여 공기 중의 천기(天氣-대표적으로 산소)를 몸으로 받아들이고 노폐가스를 배출하는 역할을 한다. 인체에서 소화기를 통해 흡수된 지기(地氣)와 화합하여 에너지화 함으로써 생명을 유지할 수 있다.

폐는 피부 호흡과도 관련되어 피부 모발 땀 등과도 관련된다. 그러므로 피부마찰 건강법이나 냉온 교대욕 풍욕 등으로 피부의 기능을 증대시키면 폐의 부담이 줄어든다.

폐를 허파라 하는데, '허'는 들숨 때 나는 소리, '파'는 날숨 때 나는 소리로, 이 둘을 합하여 '허＋파'가 된다.

폐의 기능에 대한 고전적 해석을 살펴본다.

● 폐주기(肺主氣), 사호흡(司呼吸) : 폐는 기(특히 하늘의 천기)를 주관하고 호흡을 하게 하는 기관이다. 폐와 관련된 탈은 해수 천식 기급 등이다.

● 폐주피모(肺主皮毛) : 폐는 피부와 털을 관장한다. 이는 폐가 발생학적으로 상피조직이 만입되어 형성된 것에 대한 동양의학적인 관점이라 말할 수 있다.

폐와 관련된 탈 중에 피부소양증 탈모 식은땀 등이 있다.

● 폐개규우비(肺開竅于鼻) : 폐는 코와 연결됨을 말하며 이와 관련된 탈로는 축농증 체류 비색 등이 있다.

※ 입에 통하는 구멍은 크게 두 개가 있다.

하나는 숨을 쉬기 위한 기도이며 또 하나는 음식을 넘기기 위한 식도다. 호흡이 천기와 관련되므로 위에 있고, 음식이 지기와 관련되므로 아래에 있다. 천기는 폐와 코로 연결되어지고 지기는 위와 입술로 연결된다.

폐에 병이 있거나 기침이 심할 때는 매운 것을 먹으면 증세가 더 심해진다. 그렇기 때문에 폐병에 걸린 사람은 식성도 매운 음식은 싫어하고 담백한 음식과 신 음식을 좋아하게 된다.

매운맛을 즐기면 폐의 기운을 눌러 잠시 대장의 통변은 좋아지나 지나치면 오히려 해롭다. 이럴 때는 쓴맛으로 이를 견제해 주어야 한다.

폐와 관련된 계절은 가을이다.
가을에 건조해지면서 폐의 기능이 떨어지는 경향이 있다. 폐와 코는 서로 이어져 있어서 건조해지면 코의 병이 심해진다. 황제내경에는 서쪽에서 건조한 기운이 일어 쇠를 생기게 하고, 땅에서 쇠가 매운맛을 생기게 하며, 매운맛은 허파를 도와주고, 허파의 김(*수증기처럼 상승하는 힘)은 살갗과 터럭을 생기게 한다고 하였다.
오행의 상극에서는 화극금을 이용하는 것이 효과적 건강법이다. 금의 뜻은 걱정하는 것이며 걱정이 많으면 폐가 상하므로, 상극에 해당된 화의 뜻인 유우머와 기쁨으로 이를 극복하여야 한다.

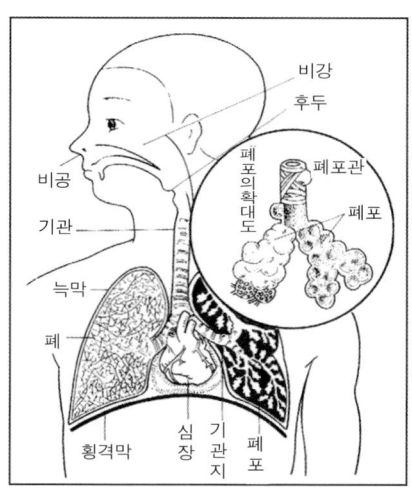

호흡기계의 구조

폐 줄기의 중요 혈자리

 폐의 *모혈인 '중부'는 숨이 차거나 가슴이 답답할 때 '척택' '열결' 등과 함께 쓰인다. 폐렴 결핵 감기 등이 잘 낫지 않을 경우 배부 '폐유' '고황' '천종' 등과 함께 상시 피내침을 유침 한다.

 *모혈(募穴)은 복부나 가슴에 있는 오장육부의 음적인 기가 모인 대표적인 혈이다. 주로 장기의 만성병을 치료할 때 사용되며, 뜸법 피내침 T침 침과 뜸을 병행하는 구두침(灸頭針)법을 주로 쓴다.

 '공최'는 열이 높은 목 감기 몸살감기 기관지염 천식 기급 등을 다스린다. 피내침 자침이나 지압도 좋다.
 '태연'은 맥이 고르지 못할 때 쓴다. 딸꾹질이 그치지 않을 때에도 이곳에 피내침을 유침해 두면 좋고, 여기에 '합곡'의 지압을 더하면 더욱 좋다.

(2) 대장 줄기(手陽明大腸經)

대장 줄기는 폐의 '소상'에서 둘째손가락 끝 '상양'으로 그 기가 옮겨지고 (장부 표리 관계에 따라서) 수양명 대장경의 경로를 따라 몸으로 들어와 얼굴까지 올라오며 코 옆 '영향'에 이르러 위경에 이어진다.

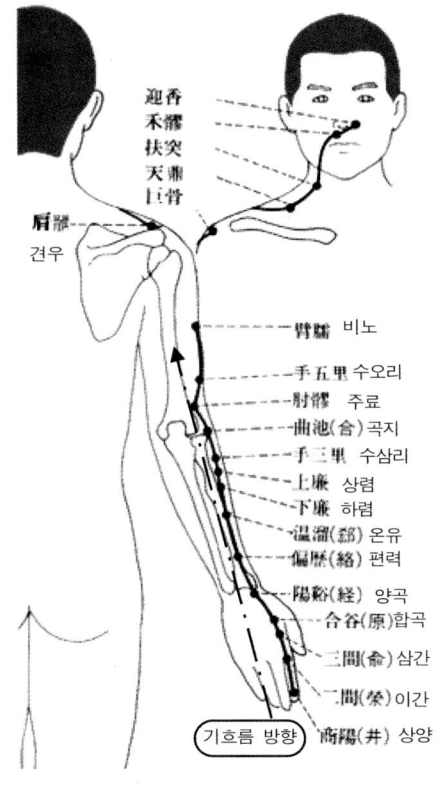

대장은 음식물의 찌꺼기를 배출하는 기능을 하므로 몸 내의 독소를 감소시킨다.

폐는 호흡을 통한 가스 교환으로 체내의 독을 배출하고, 대장은 대변으로 체내의 독을 배출함으로써, 배설이라는 의미에서 같은 기능을 하므로 오행으로도 같은 금(金) 계절로는 가을에 속한다.

대장의 기능이 좋지 않거나 대장경의 기혈 소통이 원활하지 않으면, 혈압이 올라가고 스트레스에 대한 수용력이 떨어진다.

대장의 병변은 변비 외에도 피부나 코의 병, 입과 치아의 병, 어깨의 통증 등을 수반하는 경우도 있다.

대장 줄기의 중요 혈자리

'상양' : 발열로 인한 여러 가지 탈에는 대단히 속효하다.

※ 발열을 치료할 때 사용하는 '대장 정금혈' 따주기는 환자의 좌·우측 '합곡'(전신반응점)을 동시에 눌러보아 보다 아프다고 하는 쪽을 택해 5-7방울 정도 혈액을 빼주면 좋다.

'합곡'은 전신적인 치료반응점이다. 광명 수지의학에서는 경추신경점이며 부교감신경을 조절할 수 있는 뒷목 반응점으로 많이 사용된다. 뇌 기능 조절이나 치통 등에서는 좌우방향을 반대로 사용하기도 한다.

'곡지' 아토피성 피부염을 치료할 때 피내침을 유침한다.

'견우' 피내침으로 견관절 주위염을 치료할 때 반드시 사용된다. 혹 팔이 90도 이상 올라가면서 통증이 나타나면 '견우'와 그 근처에서 압통점을 찾아 피내침을 유침한다.

(3) 위장 줄기(足陽明胃經)

위의 기운을 담고 있는
터 족양명 위경의 경로를
'여태'에 이르러서 엄지발

頭維
承泣
四白
下関
巨髎
頰車
地倉
大迎
人迎
缺盆
水突
気舎
気戶
庫房
屋翳(絡)
膺窓
乳中
乳根
不容
承滿
梁門
関門
太乙
滑肉門
天樞(募)
外陵
大巨
水道
歸來
気衝 기충
髀関 비관
伏兎 복토
陰市 음시
梁丘(郄) 양구
犢鼻 독비
足三里(合) 족삼리
上巨虛 상거허
豊隆(絡) 풍륭
條口 조구
下巨虛 하거허
解谿(經) 해계
衝陽(原) 충양
陷谷(兪) 함곡
內庭(滎) 내정
厲兌(井) 여태

기 흐름 방향

위는 음식물이 처음으로 들어와 머무는 곳으로 후천적인
지기(地氣)의 바다이며 음식물을 삭히는 곳이다.

소화기계의 모든 병은 위에서부터 시작되며 위에서 분비하는 위액 중에는 단백질을 분해하는 펩신이 들어 있다.

위경련(위에 쥐가 남)은 음식을 담고 있는 위장에 혈액공급이 잘 되지 않아 생기는 탈이다. 이 때는 위줄기를 돋워주거나 위에 혈을 가압해주는 지라(비장)의 기능을 촉진시켜주어야 한다.

그래서 위 줄기와 비 줄기를 함께 사용함이 좋다.

위의 경락은 얼굴과 발, 가슴을 두루 돌기 때문에 치통을 비롯한 입의 병과 코의 병, 안검(눈꺼풀)의 병, 무릎 관절의 병, 유선의 병 등과도 관계가 깊다.

위에는 상하로 두개의 문이 열려져 있다. 위의 윗 부분에 있는 분문은 음식물이 들어가는 통로이면서 한번 들어온 음식물이 다시 나가지 않게 하는 역할을 한다. 위의 아래에 있는 유문은 위 안에 들어온 음식물이 위액과 함께 충분히 죽처럼 되고, 산도가 일정치 이상으로 유지되었을 때 반사적으로 열려 소화관으로 음식물을 조금씩 내보내는 일을 한다.

위 줄기의 중요 혈자리

'족삼리'는 무릎의 통증에 주효하다. 다리가 아픈 것은 위 줄기와 관련되며 특히 족삼리는 혈압을 낮추고 위를 보호하는 대표적인 침 자리다.

'해계'는 발목 염좌나 발이 무거울 때, 동상 등을 다스리는 대표적인 피내침 치료점이다.

(4) 비장·췌장 줄기 (足太陰脾經)

　비의 기운을 담고 있는 비의 줄기는 엄지발가락 '은백'으로부터 족태음 비경의 경로를 따라 몸으로 올라와 옆구리의 '대포'에 이르러서 심경에 이어진다.

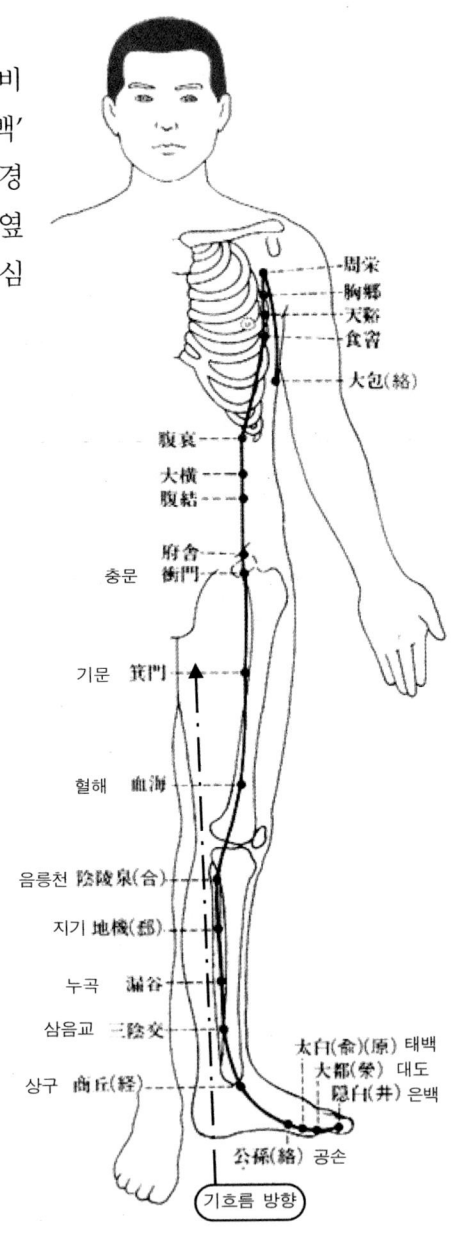

해부학적인 비는 비장과 췌장 두 개가 있다.
먼저 비장은 '지라'라고도 말하는 순환기계의 비인데, 그 위치는 위 후벽쪽에 있어서 위에 음식물이 들어 왔을 때 위의 혈류량을 증대시킨다. 또 조혈 작용을 하며 적혈구를 많이 함유한 혈액을 저장하고 필요에 따라 방류하는 혈액양의 조절작용도 한다. 또 임파구와 면역체를 만들어 우리 몸을 지키는 면역구실을 한다.

한편 동양의학에서 말하는 비는 췌장을 의미하기도 한다. 췌장은 십이지장의 C자 안에 위치하고 있다. 그 기능은 인슐린이라고 하는 내분비액을 내어서 탄수화물을 단당류로 분해하여 세포 내로 흡수하도록 도와준다.
그러므로 비는 음식물을 잘 부숙하여 혈로 변화시키고 심장의 기능을 도와서 혈이 잘 분배되도록 하며 체내의 수분대사를 촉진하는 기능을 담당하여 비만증 등과 관련된다.
비의 생리변화는 입술과도 관련이 있으며 우리 몸의 살과도 관계가 있다. 비줄기를 다스려서 살을 찌우게 하거나 마르게 할 수 있다.
비의 기운은 축축한 습기와 관련된다. 비의 기운이 넘치는 뚱뚱한 사람은 습한 날씨를 견디기 어려워한다.
비와 관련된 맛은 단맛으로 약성이 너무 강한 약을 완화할 때 쓰인다. 그래서 약방에서 자주 쓰이는 감초는 모든 약을 부드럽게 하기 위해 사용한다.
기분이 저조하고 어딘가에 탈이 나면 잘 토하는데 비기가 부족해도 차멀미 배멀미를 한다 이때는 쵸코렛이나 단 껌을 씹으면 조금 낫게 된다.
단맛은 식욕을 돕기도 한다.

비와 관련된 정신적인 부분은 자신에 갇혀 골똘해지면 비가 상하기 쉬우므로 항상 개방된 마음으로 수평적인 사고를 갖도록 노력함이 바람직하다.

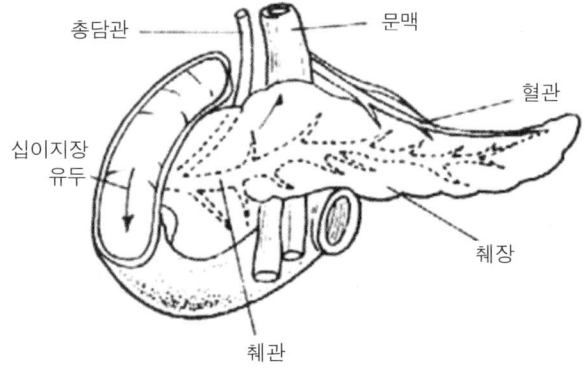

췌장의 위치와 구조

비 줄기의 중요 혈자리

'은백'은 멀미하거나 입덧이 심하거나 심장이 울렁거릴 때 따주기 한다.

'공손'은 속이 거북하거나 장거리 여행시 멀미를 예방하기 위해 압봉(금색이면 더 좋음)이나 피내침 T침을 붙여주면 효과가 있다.

'삼음교'는 월경통 등 부인과 질환에 피내침법으로 자주 사용된다.

'음릉천'은 비줄기에서 습기와 관련된 대표적인 혈이다. 비만증 치료에 도움을 준다.

'혈해'는 피의 바다라는 의미로 혈액순환을 돕고 남녀의 성기능 회복에도 도움이 되며 부인과 질환의 복합증세에 사용된다.

(5) 심장 줄기(手少陰心經)

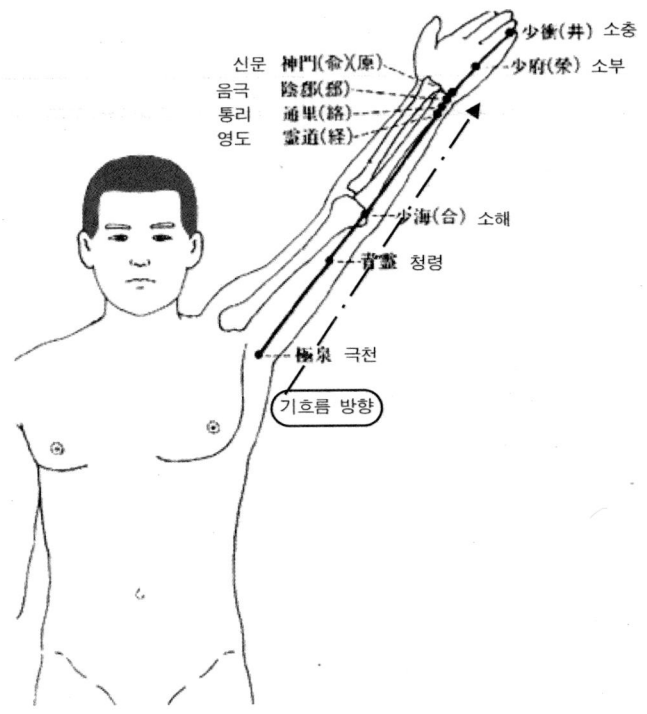

 심의 기운을 담고 있는 심의 줄기는 그림과 같이 뻗어 올라가는 특성이 있다. 겨드랑이 아래 '극천'에서부터 수소음심경(手少陰心經)의 줄기를 따라 새끼손가락으로 뻗어 올라간다. '소충'에 이르러서 소장경에 이어진다.

심장은 모든 장기의 군주가 된다.

생명 현상은 숨을 쉬는 것과 함께 맥이 끊기지 않는 것을 말한다. 피가 맑으면 정신과 의식이 맑아진다.

심장 박동의 혈액 순환작용은 사지의 움직임과 동맥의 맥관운동, 모세 혈관의 삼투압 및 모세관 현상을 힘입어 온몸에 혈액을 공급하는 역할을 한다. 팔운동은 심장의 혈액 순환기능을 촉진시키고 다리운동은 심장의 기능을 안정적으로 강화시킨다.

※ 숨과 맥의 관계

생명을 지속시키기 위해서는 호흡(숨)과 함께 인체를 순환하며 온몸에 영양을 공급해야 한다. 기와 혈에는 호흡주기와 혈맥 박동(맥)이라는 리듬이 있다.

인간에게 '숨과 맥'은 살아있는 동안 계속 이어지는 똑같은 리듬이지만 그 근원을 따지면 좀 다르다. 즉 혈맥은 음식에서 얻은 영양물질이 피가 된 것으로 땅과 관련된 것이라 한다면, 호흡은 산소를 비롯한 생명력인 관계로 하늘과 관련된다.

그러므로 기와 혈의 관계는 숨과 맥의 관계이며, 하늘과 땅의 관계 즉 양과 음의 관계라 말 할 수 있다.

이러한 기와 혈은 서로를 돕고 키워준다. 즉 기는 혈을 순행시키고 혈은 기를 양육해준다. 달리 표현해 보면 하늘의 것(氣)이 땅의 것(血)을 운행시키고 통솔하고 땅의 것은 하늘의 것을 지탱하며 받들어주고 양육시킨다고 할 수 있다.

심장은 리듬과 관련되는 장기이므로 급격한 변화를 피하고, 반복적인 운동과 단순한 생활습관을 갖는다. 따라서 등산 수영 조깅 등 유산소 운동을 규칙적으로 계속하면 심장이 강화된다.

심장의 병적인 상태는 가슴을 누르면 통증이 있고 얼굴색과 혀를 보아도 알 수 있다. 혀가 붉으면 심열이 있고, 담홍색이면 혈허가 있으며, 더욱 심하면 혀가 굳게 되어 언어 불능이 된다.

한방에서 심장을 군주지관(君主之官)이라 하여 중요시하는 것도 심장이 혈액순환과 생명유지의 기본인 맥을 유지할 뿐만 아니라 정신성과 관련되기 때문이다.

심장이 갖는 정신적 특성은 불(火)로서 남쪽이며 여름이고 색은 붉으며 뜻은 기쁨 즐거움이다. 이러한 밝음 때문에 심장에서 밝은 슬기가 나온다. 그래서 심장이 튼튼하면 머리가 맑고 정신이 통일되어 매사에 실수가 없으나 심장의 기가 모자라면 마음이 산란해진다.

맛은 쓴맛이다. 약간의 쓴맛은 심장과 소장의 기운을 돋우어 소화를 촉진시키고 심장의 화기를 억제해주어 들뜬 기분을 정서적으로 안정시키는 작용을 한다.

심 줄기의 중요 혈자리

'극천'은 어깨가 아파 팔을 들지 못하거나 어깨의 통증이 장기화되어 심장이 편치 않을 때 이곳을 중심으로 전후 좌우로 지압해 주거나 오복침을 놓아준다.

겨드랑이에서 암내가 나는 것도 이곳에 다침하면 개선되는 경우가 있다.

'청령'과 '소해' 는 만성화된 심근경색 협심증 등에 이용된다.

'영도'는 심장의 기를 소통시켜 흐르게 하여 안정시킬 때 사용한다.

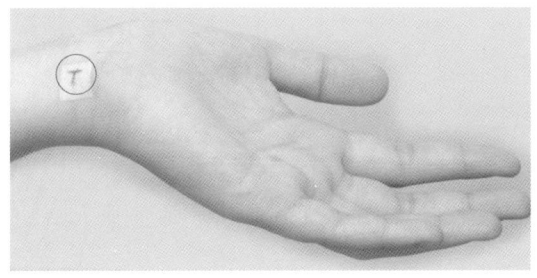

'신문'은 심장의 기를 억제하여 안정시킬 때 일혈 자침법으로 피내침법을 자주 쓴다.

'소충'은 심기가 부족해 헛것이 보이거나 정신이 불안정할 때 따주기 요법을 사용한다.

(6) 소장 줄기(手太陽小腸經)

소장의 기운을 담고 있는 소장 줄기는 새끼 손가락 '소택'에서부터 시작하여 수태양 소장경 줄기를 따라 몸으로 들어와서 귀의 전면 '청궁'에 이르러서 방광경에 이어진다.

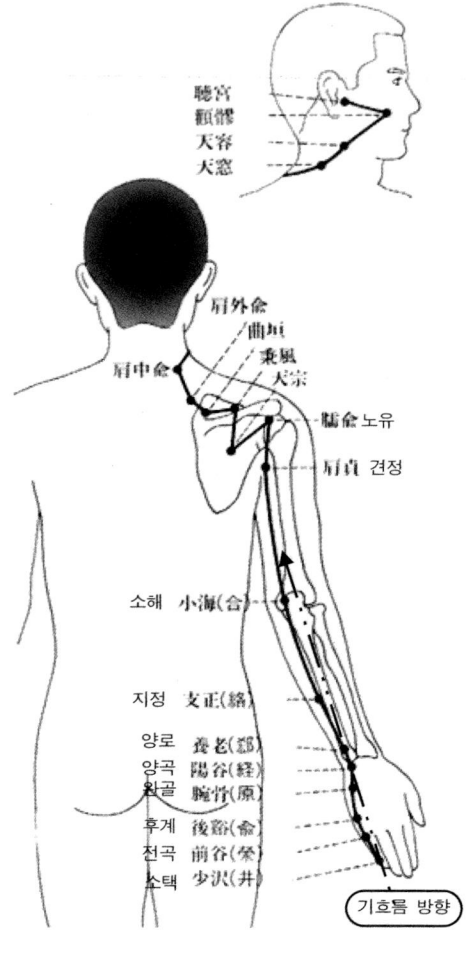

소장은 길이가 약 6-7m가 되는 긴 관으로서 십이지장에서 공장과 대장으로 이어지는 회장으로 이루어져 있다. 공장에서는 소화과정이 거의 완결되고 회장에서는 주로 소화시킨 것을 흡수하는 일을 한다.

소장의 모혈을 단전(丹田)이라 하는데 단전은 붉은 밭 즉 혈의 생성을 의미한다. 곧 소장의 흡수관에서부터 조혈이 시작된다는 뜻이다. 후차적인 조혈작용은 간 지라 골수 등에서 한다.

소장의 기능은 대소변과 관련이 있다. 소화가 되지 않는 설사병, 소변량의 많고 적음, 오줌색의 변화는 소장의 기능과 관련된다. 소장의 병변은 귀 눈 혀 등에서도 나타난다.

소장 줄기의 중요 혈자리

'소택'은 어깨가 아파서 어려울 때나 눈이 침침하고 흐릴 때 따서 소장 줄기로 훑어 내리면 좋다.

'후계'는 척추 뒷 정중선과 관련되며 정신질환에 쓰인다.

'양곡'은 손목을 삐었을 때 사용된다.

이밖에도 소장경의 혈들은 하복부의 통증이나 빈뇨현상, 소변색이 붉으며 편두통 이명 난청 증상이나 원기부족이 나타날 때 사용한다.

'소해'는 심장의 기가 부족할 때 돋우는 혈이며 테니스 엘보에 압통점이 잘 나타나는 곳이다. 이밖에도 소화불량, 복부팽만, 고환이 땅기고 허리가 아프거나 소변이 잘 나오지 않고, 손이 저린 경우에 사용한다.

'노유'의 '노'는 어깨의 안쪽을 말하고 '유'는 바로 그곳이라는 뜻으로 대장경의 '견우'와 함께 어깨를 치료하는 대표적인 피내침 치료점이다.

(7) 방광 줄기(足太陽膀胱經)

방광의 기운을 담고 있는 방광 줄기는 눈의 안쪽 '정명'에서부터 족태양 방광경 줄기를 따라 하지의 다섯째 발가락 '지음'에 이르러서 신경에 이어진다.

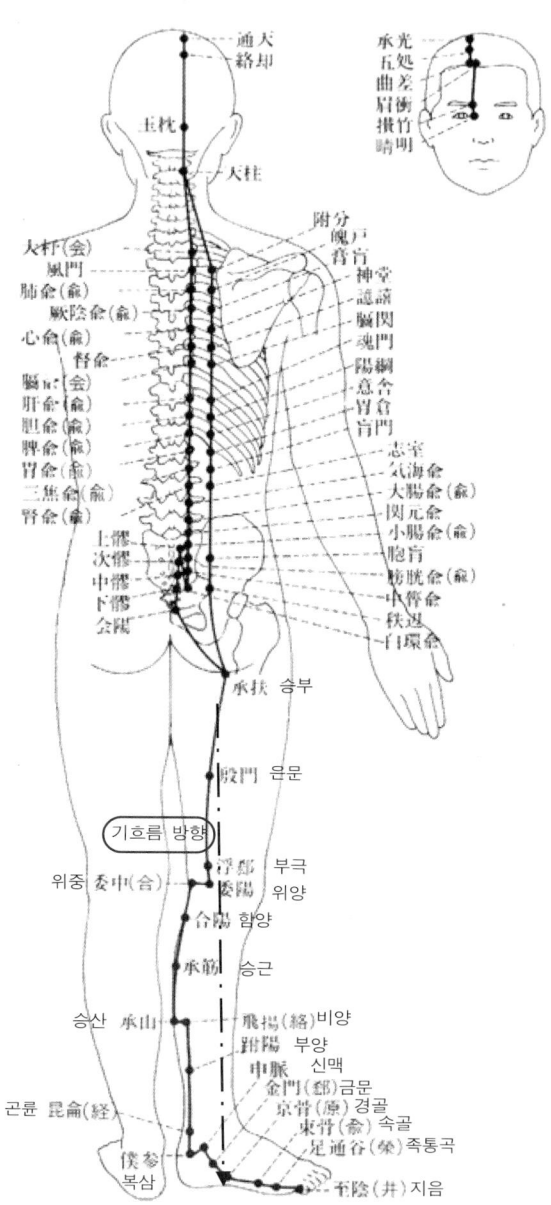

방광은 신장의 말피기소체에서 걸러 낸 소변을 저장해 체외로 배출하는 기능을 담당하고 있다. 사람이 땀을 많이 흘리면 소변량이 줄고, 춥거나 활동량이 적어 땀이 적으면 소변량이 늘어나는 등 몸의 수분대사에 직접적인 관련을 맺고 있다.

　장기의 구조상 신장과 방광은 내부의 관(수뇨관)으로, 상하로 길게 이어져 있듯이 방광줄기도 인체에 상하로 가장 긴 줄기를 유지하고 있다.
　인체의 배부(등)에 있는 방광줄기 상의 오장육부의 유혈(俞穴)과 하지 뒷면을 흐르는 방광경의 요혈들이 있다.
　특히 장기의 허실을 진단한 후 허한 장기의 유혈에는 피내침을 유침하여 장기 허실 균형을 조절할 수 있다.

　등과 허리 둔부에 분포된 방광경은 뒷 정중선(督脈)과 함께 몸의 뒷면에 2중으로 분포되어 가장 광범위하게 흐르고 있기 때문에, 뇌하수체의 기능을 포함한 오장육부의 기능을 통제할 뿐 아니라 안면 부위의 눈 코 귀 등과도 관련 된다.

방광 줄기에 있는 배부 유혈들

　몸에서 등과 허리 정중앙 척추 옆 한치 오픈(1.5촌, 약 4.5cm) 떨어진 곳에는 오장육부 반응점이 위에서부터 밑으로 순서대로 위치해 있다. 방광경에는 제1선과 그 옆으로 제 2선이 흐른다.
　①유혈(방광경 제 1선, 척추 정준선 독맥으로부터 1촌 5푼 옆, 약 4-5cm)

폐유 : 흉추 3번 옆

궐음유 : 흉추 4번옆

심유 : 흉추 5번 옆

간유 : 흉추 9번 옆

담유 : 흉추 10번 옆

비유 : 흉추 11번 옆

위유 : 흉추 12번 옆

삼초유 : 요추1번 옆

신유 : 요추 2번 옆

대장유 : 요추 4번 옆

소장유 : 선추 1번 옆

방광유 : 선추 2번 옆

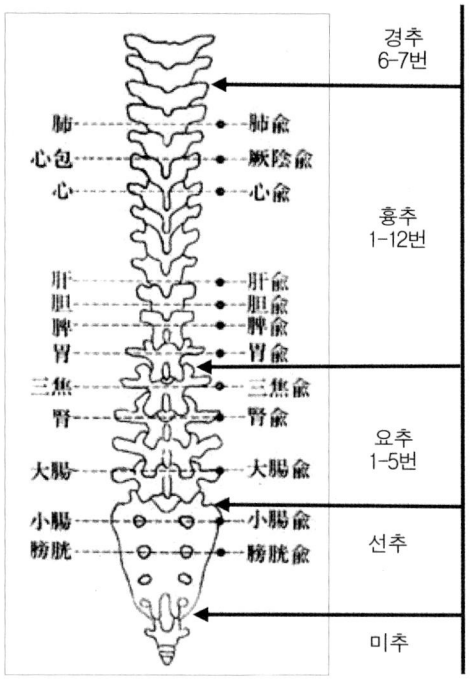

③ 방광경 제 2선(척추 정중선으로부터 2.5촌 거리)

방광경 제 2선에 있는 경혈들은 방광경 제1선에 있는 오장육부의 유혈에 해당된 장기의 정신적인 면에 관여한다. 폐유 옆에는 백호(폐는 혼백), 심유 옆에는 신당(심장은 신), 간유 옆에는 혼문(간은 혼), 비유 옆에는 의사(비, 위는 뜻 의意), 신유 옆에는 지실(신장은 뜻 지志) 이다.

방광 줄기의 주요 혈자리

방광줄기에는 오장육부의 유혈 외에 하지 뒷면을 흐르는 방광줄기가 분포되어 있다. 여기서는 발에 있는 주요 혈들을 다룬다.

'승부' '은문'은 좌골신경통에 사용한다.

'위중' '위양'은 무릎 관절통에 잘 듣는다.

'승산'은 발의 장딴지에 쥐가 내릴 때 하지 피로회복에 사용한다.

'비양'은 풍습성 관절염, 좌골신경통에 사용된다. 소변이 짧거나 잘 나오지 않고 반면에 땀이 많은 경우, 오줌소태(소변이 탁함) 등 열감이 있으며 혈뇨가 있을 때 사용한다. 이때는 항상 정신이 긴장되어 있고 불안하며 후경부(後頸部)에 통증이 상존한다.

'곤륜' '신맥'은 발목염좌에서 압통점이 잘 나타나고 좌골신경통치료에 쓰인다.

'통곡'은 전립선치료에 도움된다. 출산시 무통 분만에도 피내침 T침 압봉 등을 붙여 사용할 수 있다.

'지음'을)방광경 유혈들을 자침하고 따주면 같은 방향의 눈이 즉석에서 밝아진다. 이러한 따주기는 인체에서 가장 긴 방광줄기를 흔들어 전신적인 깨어남을 유도할 수 있다.

(8) 신장 줄기(足少陰腎經)

방광줄기의 '지음'에서 이어진 신의 기운을 담고 있는 신의 줄기가 다섯째 발가락 '내지음, 혹은 용천'에서부터 족소음 신경의 경로를 따라 몸으로 올라와 앞가슴 쇄골 하단의 '유부'에 이르러서 심포경에 이어진다.

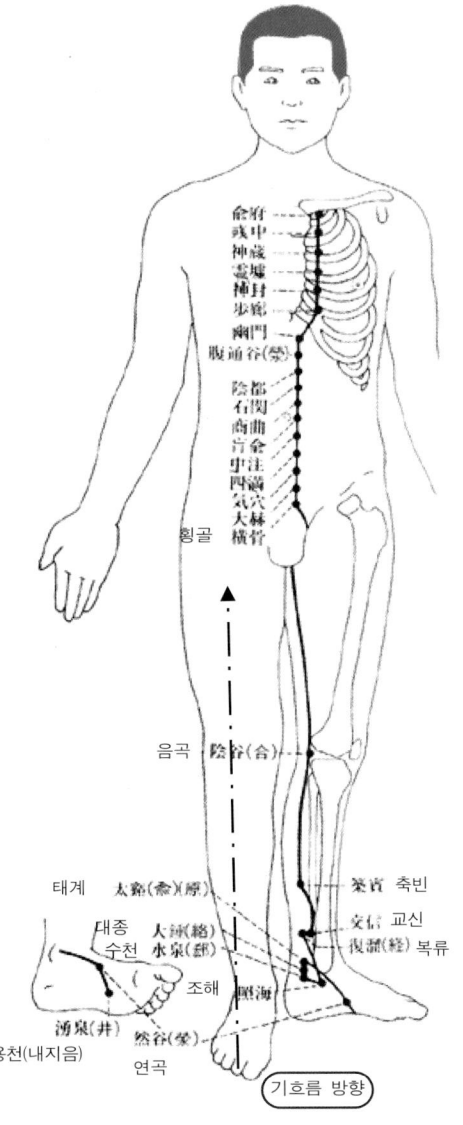

신장은 사구체의 기능으로 혈중에 있는 노폐물을 걸러내는 역할을 하고 있는데, 한방에서는 좌측 신은 '신장'이라 하고 우측 신은 '명문(命門)'이라 별도로 칭하기도 한다.

명문이란 남자에게는 정(精)을 간직하는 곳이며 여자에게는 아기집 즉 포(胞)를 뜻한다.

또한 신은 부신(副腎)의 기능을 포함하고 있고 그 병변은 대뇌 눈 코 귀와 관련되며 골수나 모발과도 관련이 있다.

신장을 우리말로는 콩팥이라 하는데 모양새가 강낭콩과 같고 그 색이 팥처럼 암갈색이기 때문이라 한다.

신은 오행에서 수(水)이며 수는 물의 성질을 가지고 있다. 얼굴에서는 귀와 관련되어 귀에서 소리가 나는 이명증이나 귀먹는 것도 신기 허손이다.

계절로는 겨울, 방위로는 북쪽, 색으로는 검정색인데 모든 계절이 다하여 긴 겨울의 춥고 어두움을 나타낸다. 병증에 있어서도 냉하고 정신적으로 위축되어 있다. 그래서 신장이 좋지 않은 사람은 겨울나기가 어렵기 때문에 몸을 따뜻하게 해주며 특히 발을 따뜻하게 해준다.

신장은 오행의 마지막 단계이고 계절도 다 지난 겨울이므로 따로 보충할 방법이 없어 궁색하다. 그래서 신기는 출생시 부모로부터 얻은 기운을 일생동안 아껴서 써야하는 특성이 있다.

※ 짠맛과 신장

비만 고혈압 당뇨 등 성인병이 크게 증가하면서 저염식이 강조되고 있다. 소금을 과다 섭취하면 왜 문제가 될까.

몸 안의 염분은 땀을 통해서 조금 배출되지만 대부분은 소변으로 배출된다.

염분은 소변과 관련된 신장과 관련시켜 볼 수 있다. 그러므로 짜게 먹으면 신장의 사구체에 무리가 되고 몸에서는 삼투압이 올라가 부종이 나타나기 쉬우며 수분대사의 장애는 신장병의 원인이 되고 혈압이 올라가게 된다.

이를 달리 말하면 심장의 혈액 순환을 견제하는 것은 오행에서 상극의 '수극화'이므로 오행의 염분과 관련된 수 즉 신장과 관련이 있기 때문이다.

한편 염분이 적은 싱거운 맛도 신장에 관계된 맛으로 살펴볼 수 있다. 대체로 싱거운 음식은 대소변을 좋게 한다.

한약재 백복령이나 수박은 훌륭한 이뇨제며 열을 식히는 약이다. 토마토도 서양에서 식이요법에 중요한 몫을 차지하고 있는데 당뇨와 같은 소모성 병과 신장과 관련된 뼈의 질병에 좋다.

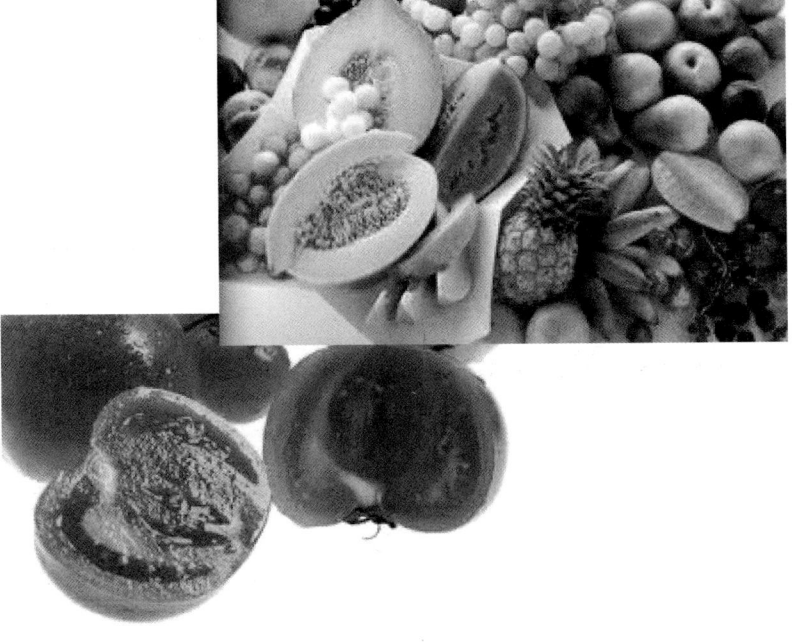

신 줄기 중요 혈자리

'용천'은 발바닥에 있으나 정혈이라는 관점에서 새끼발가락 안쪽 끝 '내지음'에 신줄기의 정혈을 두고있다.

'용천'을 자극해주면 피로회복과 신기 회복, 남녀간에 정력에 좋은 자리다.

'연곡'은 수분대사의 장애가 있어 손은 열 나고 발은 냉할 때 좋다.

'태계'는 발목 내측 염좌에 사용한다.

'복류'는 신기를 돋울 때 사용한다. 이명 현운(머리가 어지럽고 눈이 침침함) 요통 발기불능 위축신(萎縮腎) 여성 불임증 원기부족 피로하기쉬움 기억력 감퇴 뇌기능저하 발과 허리가 냉할때 유침해주면 좋다.

'음곡'은 뜸법에서 아무리 강조해도 지나치지 않는 신기 부양혈이다.

'횡골'은 성기능 장애나 성기 주위의 탈에 사용한다.

배꼽 바로 옆 '황유'는 신장기능이 떨어졌을 때 과민한 압통이 나타나고 '중완'과 함께 복부 피내침법을 사용하여 치료한다.

(9) 심포 줄기(手厥陰心包經)

신장의 '유부'에서 이어진 심포의 기운을 담고 있는 심포의 줄기는 옆구리의 '천지'에서부터 시작하여 수궐음 심포경의 줄기를 따라 셋째 손가락의 '중충'에 이르러서 삼초경에 이어진다.

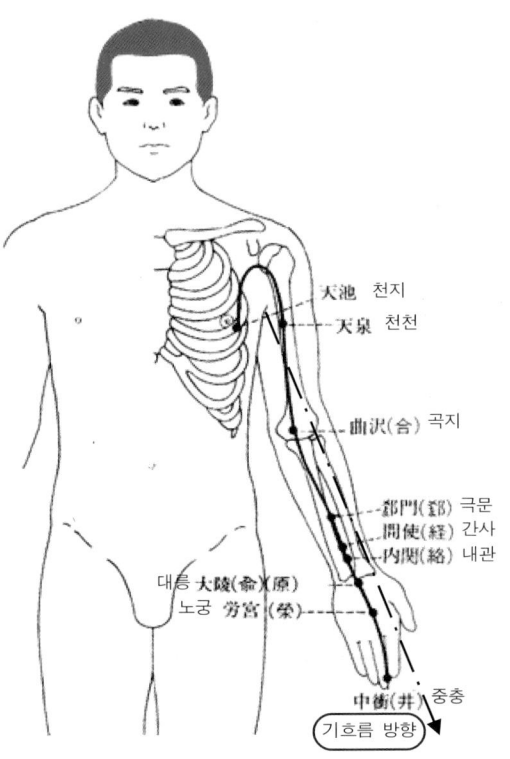

심포는 심장을 쌓고 있는 보자기라는 뜻이다. 심장을 군주와 같은 군화(君火)로 심포를 재상과 같은 상화(相火)로 본다.

심경은 바로 심장을 의미하는 한편 심포는 심장과 폐를 비롯한 혈의 기화작용에 관련된 순환기계의 다양한 역할을 하는 가상적인 장기를 의미한다.

심포의 병리적 상태는 복합적인 원인으로 발생되는 협심증 심열 불면증 토혈 심부전 등이 있고, 손발이 저리며 맥이 빠르고 크게 뛴다. 또는 복합적인 원인으로 원기부족 현상이 나타나며, 노이로제 불면증 건망증 등 머리의 기능이 저조하다. 식은땀이 나거나 손바닥에 열이 나고 언어장애도 일어난다.

심포와 삼초(세불씨)의 줄기는 팔의 안쪽과 바깥쪽 정중선을 흐르고 있다. 그러므로 심포는 기화작용을 삼초는 혈화작용을 함에 있어서 상하로 치우침이 없이 균형을 유지하고자 하는 특징이 있다.

심포의 중요 혈자리

'천천'은 가슴이 답답하고 심장이 울렁거릴 때 사용한다.

'간사' '극문'은 건망증 치료에 도움이 된다.

'내관'은 심장통 중이염통 월경통 신경성 위장통 치통 등 제반 통증에 사용한다.

'태능'은 손목 반대측 '해계'와 함께 손가락마비 등을 치료할 때 사용한다.

'노궁'은 엄지를 바르게 세운 상태에서 손을 쥐었을 때 제3지 끝이 손바닥에 닿는 곳으로 제대권 즉 태아 때의 탯줄이 연결되었던 곳으로 본다. 이 혈은 원기회복과 장기가 균형을 잃었을 때 사용하는 자침이나 지압 뜸법 등을 적용하는 기본혈이다.

'중충'은 심장의 기가 허할 때 따주기 요법을 사용한다.

(10) 삼초 줄기(手少陽三焦經)

심포경의 '중충'에서 이어진 삼초의 기운을 담고 있는 삼초의 줄기는 넷째손가락의 '관충'으로부터 수소양 삼초(세불씨)경을 따라 몸으로 들어와 눈썹 바깥쪽의 '사죽공'에 이르러서 담경에 이어진다.

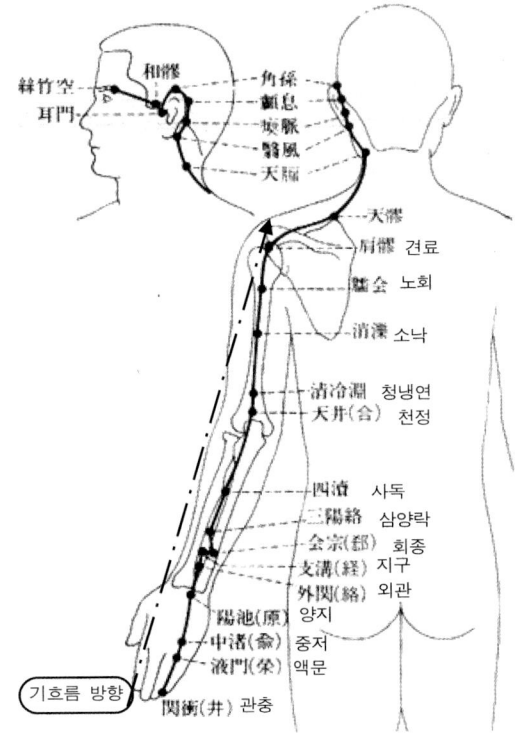

삼초(三焦 세불씨)는 심포와 함께 기와 혈을 주관한다. 소장을 비롯한 소화관을 포함한 상화(相火)로서 가상적인 장기이다. 그러므로 세 불씨는 형체가 없고 작용만 있는 특징이 있다.

세 불씨는 소장을 비롯한 음식물의 소화흡수작용(血化作用)과 흡수된 혈을 분배하고 분배된 혈을 기화(氣化)시키는 작용을 총괄한다. 이것을 인체의 가슴과 복부를 상중하로 나누는 삼초라는 관점에서 보면 상초(윗불)는 기의 작용을, 하초(아랫불)는 정혈의 작용을, 중초(가운뎃불)는 기혈의 흡수 및 분배 작용을 하고 있다.

세 불씨를 몸의 위치 개념으로 분류할 때 횡격막 이상을 상초(윗불)라 하며, 횡격막과 배꼽까지를 중초(가운뎃불)라 하고, 배꼽 이하를 하초(아랫불)로 구분한다.

삼초는 소장경과 함께 제반 원기를 부양한다고 할 수 있으며 임파관이나 유미관 귀 눈 어깨 그리고 췌장의 기능과도 관련이 있다.

삼초의 중요 혈자리

'관충'은 심신불안증 팔저림 증세에 따주기요법으로 치료한다.

'액문' '중저'는 어깨의 통증에 주효하다.

'양지'는 손가락 마비 겨울철 손의 동상을 치료한다.

'외관'은 신경성 소화불량 스트레스 해소에 좋다. 이 밖에 운동기계의 통증에 두루 사용된다. 즉 요통 좌골신경통 어깨의 통증을 잘 다스린다.

'지구'는 소화불량에 좋다.

'천정'은 테니스 엘보에 좋다.

'견료'는 견비통이나 견관절 주위염에 자주 사용된다.

'사죽공'은 눈병에 피내침을 눈썹과 나란한 방향으로 자침한다.

(11) 담낭 줄기(足少陽膽經)

삼초(세불씨)경의 '사죽공'에서 이어진 담의 기운을 담고 있는 담의 줄기는 눈의 외측단 '동자료'에서부터 시작하여 족소양 담경의 경로를 따라 하지로 내려와 넷째발가락 '규음'에 이르러서 간경에 이어진다.

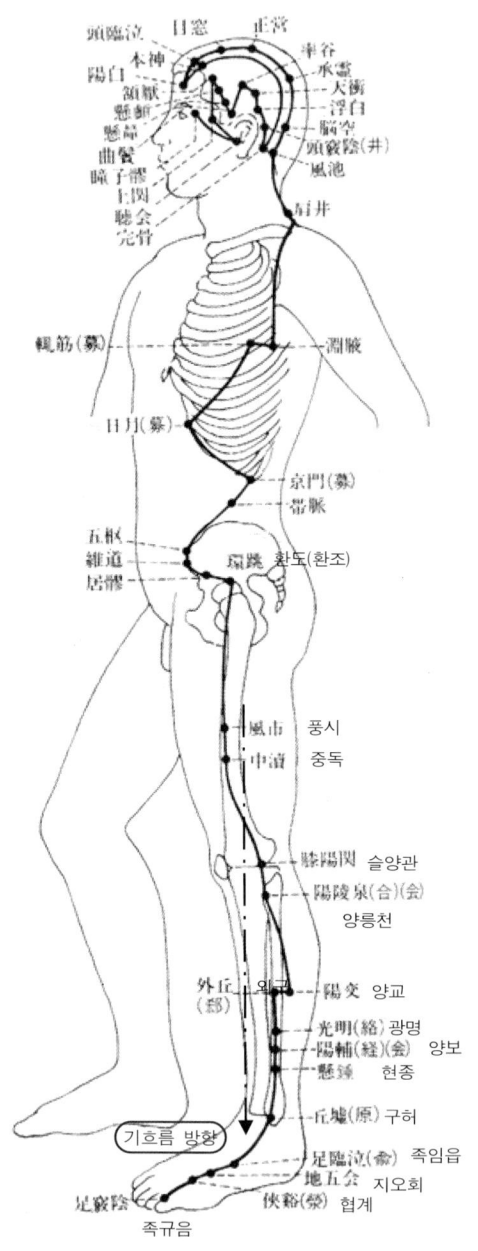

담은 어떠한 것에도 치우침이 없는 결단을 내리는 중정(中正)의 특성을 지닌다.

담낭을 쓸개라고도 한다. 이는 찌꺼기를 쓸어서 담는 기구라는 뜻으로 간에서 오래된 적혈구(어혈)를 파괴하여 담즙을 만드는 작용을 의미하기도 한다. 또 다른 해석으로는 간에서 만든 담즙이 쓰기 때문에 생긴 말이라고도 한다. 노폐된 혈구를 이용해 만들어진 담즙은 지방의 분해 흡수를 돕는다.

담 줄기는 담낭을 비롯한 눈 운동기계의 근육 머리 등과 관련이 있으며, 우리 몸의 옆면과 청각 등 균형유지 와 관련이 깊다. 옆머리(편두통) 옆구리 옆다리 무릎과 정갱이 외측면 발목외측 등 옆면이 아플 때 사용한다.

담 줄기의 중요 혈 자리

'환도' 좌골신경통에 사용한다.

'풍시'는 하지마비 근육통에 좋다. 이명증에도 적용된다.

'양릉천'은 하지마비 근육통 고혈압 무릎의 통증에 좋다. 쥐가 자주 내리는 사람은 1-2주간 피내침을 자침해두면 좋은 효과가 있다.

'구허'는 발목염좌 외에도 팔이 올라가지 않을 때 상하 상대성침법으로 강자극을 줄 때 사용하는 즉효혈이다. 기름기가 많은 음식을 먹고 속이 거북할 때 사용한다.

머리가 어지럽고, 소화 불량 구토 식욕감퇴, 눈이 침침하고 수족의 근력(筋力)이 저하되며 무겁게 느껴질 때 양릉천과 함께 사용된다.

(12) 간장 줄기 (足厥陰肝經)

담경의 '규음'에서 이어진 간의 줄기는 엄지발가락의 '대돈'에서부터 족궐음 간경의 줄기를 따라 올라와 옆구리의 '기문'에 이른다. 간경은 다시 폐경으로 이어져 계속 흐른다.

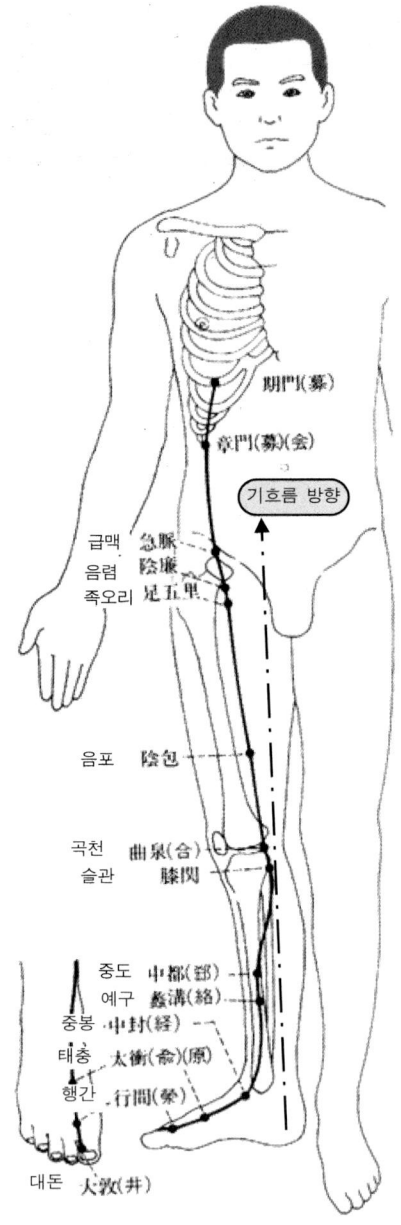

동양의학적 관점에서 간과 담은 오행의 목(木)에 해당된다. 장군과 같은 장기(장군지관 將軍之官)이며 간과 함께 붙어 있는 담은 중심을 잡아주는 장기(중정지관 中正之官)이다.

　오행 중 목은 나무들이 공해독을 흡수하듯 해독을 시키는 기능을 하고 장군에 해당된 간은 최후의 일각까지 임전무퇴의 기상을 간직하는 장군의 패기와 같다. 그래서 간은 그 질병상태를 쉽게 표출하지 않아 질병의 진행상태를 미리 알기 힘들다고 한다.

　간은 혈액을 생성 보관하고, 모든 소화기에서 흡수한 영양 물질은 일단 간정맥인 문맥을 통해 간으로 들어와 해독작용과 동시에 적절한 상태로 보관된다.

　또 간은 근의 피로물질인 젖산을 분해하고 노폐한 적혈구를 분해하여 담즙을 만들어 담낭에 보낸다.

　간은 눈의 병과 관련되며 손톱의 상태에도 영향을 준다. 또한 간경이 성기 주위를 돌며 순환하기 때문에 생식기 주위나 옆구리의 늑간신경의 관할 구역에 있는 병증상을 포함한다.

　간은 오행의 오색 중 녹색으로 야채류, 오미(五味)로는 적절한 신맛이 간에 좋다.

　몸 안의 산(酸)은 모두 간과 관련된다. 산 과다증은 간의 병적 변화로 말미암아 생기는 현상이므로 산(신맛)과 간의 관계가 분명하다.

　오장 육부 중 오행의 화에 속하는 심장이나 소장은 암이 거의 발생하지 않는다. 같은 맥락에서 간암 환자는 음식을 가급적 덥게 복용하고 많은 열량을 낼 수 있도록 간에 이로운 음식을 생식으로 먹도록 한다.

간 줄기의 중요 혈 자리

'대돈'은 간 줄기의 정혈로서 간의 특성이 가장 강한 혈이다. 과로로 인해 쓰러졌을 때나 피로회복이 더딜 때 따주기 한다.

'행간' '태충'은 발에 있는 전신조절점으로 주독(酒毒) 숙취해소에도 좋다. *손에 있는 전신 조절점은 '합곡'이다.

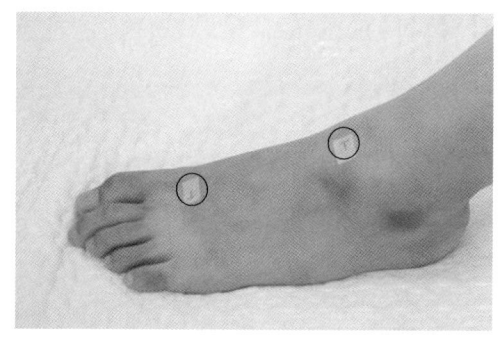

태충 해계

'중봉'은 발 안쪽이 삐었거나 신경과민 불면증 피로회복에 사용한다.

'예구'는 간 사법에 잘 쓰이는 혈로서 눈의 충혈 생식기병에 사용한다.

'곡천'은 무릎 내측의 통증, 근 무력증, 혈구성 빈혈증에 좋다.

'음포'는 생식기병 피부소양증 등에 잘 듣는다.

'기문'은 간염 늑간신경통 소화불량 등에 액와점과 함께 피내침을 유침하여 사용한다.

(13) 정중선 앞 줄기(任脈)

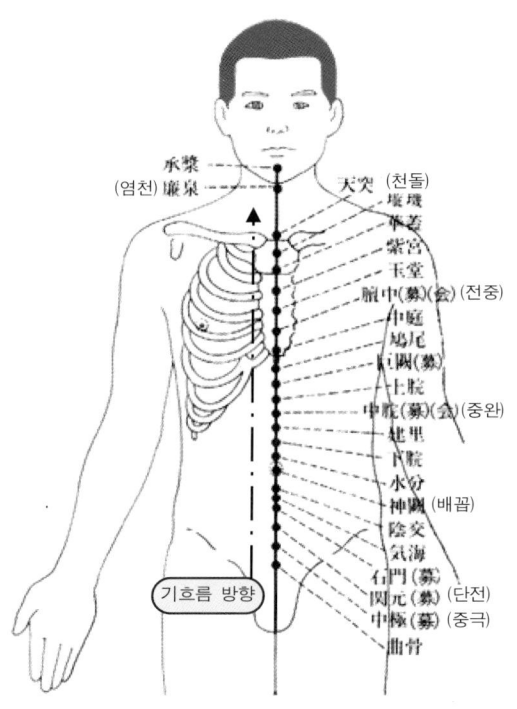

 인체의 특징은 인체의 전면을 수직으로 세워 중심을 잡아 두 발로 서며 좌우대칭이다. 그래서 줄기요법의 12줄기에는 포함되어 있지 않지만 몸의 정중선에는 '임맥'이라고 부르는 정중선 앞줄기가 있다.
 임맥의 한자어는 맡길 임(任)인데 특히 좌우로는 오장육부의 기능을 유지시키는 균형을, 상하로는 먼저 설명한 세 불씨(三焦)를 원활히 소통시키는 일을 맡아한다.

정중선 앞줄기의 흐름은 생명의 원천을 하복부로 보는 관점에서 또 몸의 앞면은 음이므로 양(하늘)을 향한다는 등등의 복합적 의미에서 항문과 성기 사이 '회음'에서 시작되어 하복부 → 배꼽 → 상복부 → 가슴을 지나 아랫입술 밑 '승장'에 이어지는 줄기를 가지고 있다.

삼초는 위치로 볼 때 위에서 아래로 내려오는 방향이었고 이를 동물의 장기에 대한 발생학적 입장에서 보더라도 기능적인 순서와 일치한다. 먼저 아가미나 폐로 공기를 받아들이고, 장에서 소화흡수하며, 마지막 뒤로 내보내는 것이다.

한의학 경락상으로 정중선 앞줄기의 회음에서 시작해 승장에 이르는 흐름과 장기의 위치 및 기능적 순서가 서로 다른 것은 전신기능을 통체적으로 원활히 유지하기 위한 상호보상적 관계와 관련된 것으로 사료된다.

정중선 앞 줄기의 활용

삼초(세불씨)적인 관점
- 상초(윗불)은 흡사 '단중'(전중 : 양 젖가슴 사이 - 심장)이다.
- 중초(가운뎃불)은 '중완'(위)이다.
- 하초(아랫불)은 '단전'(소장 신장 방광)이다.

피내침법에서 심폐기능의 문제를 복부에서 다스릴 때 단중에 하향자침 후 유침한다. 특히 기관지 천식 심장병 등에는 단중을 비롯한 흉골체 상에 나타난 압통점을 탐색하여 자침하여 치료한다.

'중완'은 호산 1호를 비롯한 피내침 복부기본방 중에 가장 기본이다. 인체의 병 방향이 어느 쪽인가에 따라 먼저 병이 있는 쪽으로 자침한다.

'단전'은 부인병을 비롯한 하초(아랫불씨)의 병을 다스릴 때 기본으로 사용한다.

기타 정중선 앞줄기의 중요 혈자리

'회음'은 성기와 항문사이 지점인데 부교감신경의 최후 보루와 같은 치료점으로 익수시 질식상태를 회복시킬 수 있는 치료점이다. 일반적으로는 요도염 전립선염 월경불순 등에 사용되기도 한다.

'중극'은 방광과 부인병을 다스린다. 배꼽과 치골결합을 5등분하여 4/5되는 지점인데 중극 옆으로 3촌지점이 '자궁'이라는 침자리가 있는데 이름처럼 '중극'과 함께 사용해 자궁의 질환을 치료하는 명혈이다.

'거궐'은 명치 끝에서 눌러보아 압통이 나타난 곳이다. 협심통 위통 횡격막 경련(딸꾹질 '태연'과 함께 사용) 정신불안증 등에 사용한다.

흉골체상의 '옥당' '자궁' '화개' '선기'는 기관지관련질환 편도선질환 인후통 식도 및 분문질환에 압통점을 찾아 자침한다.

* 정중선 앞줄기에 나타난 압통점은 위에서부터 순서에 따라 좌우로 엇갈리게 자침한다.

(14) 정중선 뒷 줄기(督脈)

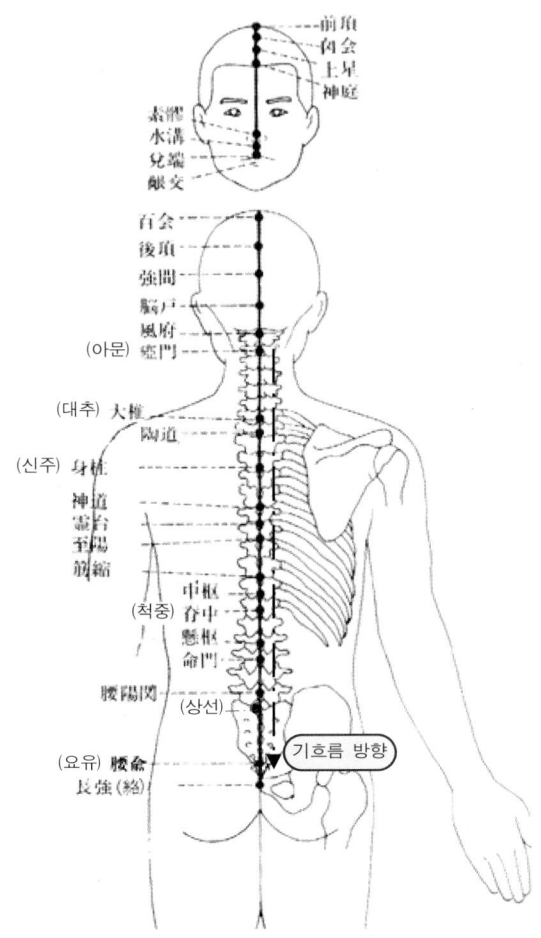

　인체의 특징은 척추를 세워 두 발로 서며 좌우대칭이다. 그리고 척추로부터 뻗어난 척수신경은 앞가지와 뒷가지가 있는데 뒷가지를 통해 인체의 정보를 뇌로 전달하고 앞가지를 통해 뇌의 통제를 전달한다. 그래서 정중선 뒷줄기를 맥을 감독하는 '독맥'이라 한다.

독맥의 한자어는 살필 독(督)인데 특히 뇌로부터 전달된 좌우로는 오장육부의 기능을 유지시키는 균형을 맡아한다. 상하로는 삼초를 원활히 소통하는 일을 맡아한다.

정중선 뒷줄기의 흐름은 생명의 원천을 하복부로 보는 관점에서, 정중선 앞줄기와 같이 회음에서 일어나 몸의 뒷면 척추 정중선을 따라 올라가 꼬리뼈 엉덩이뼈 허리뼈 등뼈 목뼈를 지나 머리 정중선을 넘어 윗 입술에 머문다.

정중선 뒷 줄기의 활용

'장강'은 미골단 직하 항문과 미골단 사이 지점이다.

이 점은 뇌척수액의 순환과 관련하여 머리를 맑게 하고 치질 하부요통 등을 치료한다. 미골을 다쳐 부상을 입게되면 하부요통과 만성두통 불쾌감이 지속된다. 이럴 때는 미골 주변을 탐색하면 압통점이 현저한 곳이 있을 수 있는데 이곳에 자침하면 쉽게 낫는다.

'상선'(上仙 17추하라 함)은 요추와 선추의 연결부위이다. 하부요추의 통증 좌골신경통 5요추협착증 치질 등을 치료할 때 기준점이다. 피내침법에서 '상선'을 환측 방향으로 자침한 후 그 상하는 서로 엇갈려 자침한다.

'척중'은 흉추11번 하단으로 척추의 중간에 해당된다. 그 옆에는 방광경 '비유' '위유'가 있으며 척추질환을 다스린다.

*방광경 비유와 위유 즉 오행상 토(土)에 해당되는 유혈이 있는 척추 정중선 후면에 있으므로 척추 중앙에 있는 것이 당연해 보인다.

* 경추와 미추를 제외한 척추의 중간이 바로 흉추 11번 하단 '척중'이다.

'명문'은 요추 2번 방광경의 유혈인 '신유'가 있는 곳과 같은 높이의 정중선 줄기상의 침자리다. 신허성요통과 신장병을 다스린다.

'대추'는 제7경추 하단으로 고개를 수그릴 때 가장 튀어나온 부분이다. 발열을 잘 조절하여 감기초기에 자침하고서 하룻밤을 지내고 나면 거뜬해지는 곳이다. 뇌 척수액 흐름에도 관여하는 곳으로 견비통 등에도 환측방향으로 자침하면 효과가 좋다.

'근축'은 흉추 9-10번 사이인데, 근이 수축되는 병에 쓰일 수 있겠다는 암시가 있다.

*근축 옆 방광경 제 1선에는 '간유'와 '담유'가 있어 간과 담이 근(筋)과의 관계를 함축하고 있다.

'신도'는 흉추 5번 하단이다. 바로 옆에는 심경의 유혈 '심유'가 있다. 심장병 호흡곤란 등을 치료한다.

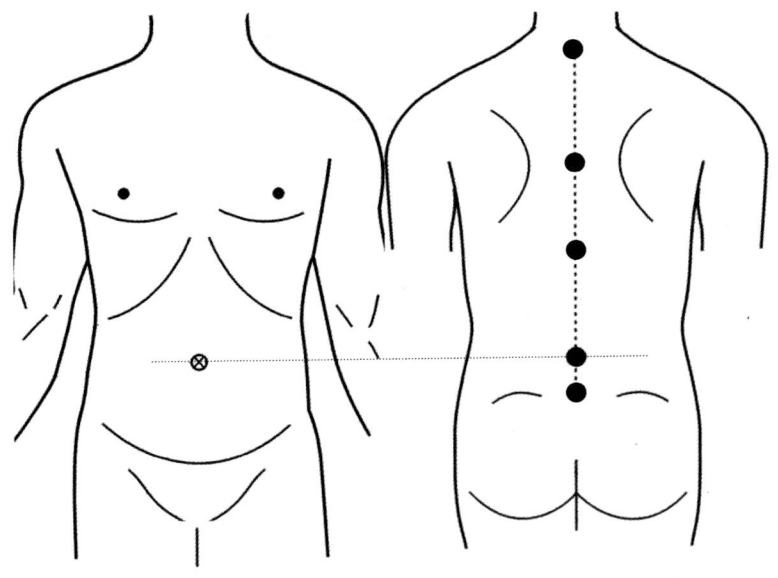

광명의학 책자 및 기구안내

◆ 빛과세상 광명의학 서적

책 명	규 격	내 용
광명침 비법 Advanced Acupun~	4*6 배판 240p	광명의학총서 각종기구(器具)론 침술원리 수지침 정체요법 호흡법
광명수지요법해설 (KM-Hand master)	국판 320p	광명수지침상응체계 경맥의원리 오행처방 태극음양오행론 처방편
광명침을 이용한 광명 수지침법	신국판 185p	응급따주기요법처방50편 사혈요법의 Thumb이론 손호흡
<증보>피를 빼야 기가 돈다 (DVD포함)	신국판 370p	응급따주기요법의 원리와 처방 부항사혈발포요법 광명정신요법
손의 웰빙! 손을 알면 건강이~	신국판 320p	손과 뇌 및 인체 정신적 치료관계 광명수지침을 순 우리말로 풀이함
발목펌프운동 하세요?	신국판 254p	발목펌프운동소개 인체공학 3가지 펌프족반사요법 증상별 치료법
<증보> 광명 정체요법2 (DVD포함)	신국판 355p	인체공학적 척추교정 두개골지압법 손발중수(족)골과 척추상응요법

◆ 광명의학적 요법에 사용되는 기구들

• 광명침 경혈의학 : 광명무통사혈침(KM-1·3), 수지침 호침 무통자침기(KM-2), 고타봉(KM-4), 딱따구리(두침요법 KM-5), 보사용무통침(KM-7), 자동체질침관(KM-8), 압봉, 닥터봉, T침, 자석침, 이온반지, 광명뜸, 황토무연웰빙뜸, 엄지단전 대장금지압기, 손지압운동기(생태적 손지압 뇌호흡기 ET) 등

• 광명정체요법기구 : 척추지압발목펌프운동기/ 무릎띠(脚帶) 가슴띠(胸廓帶)/ 골반교정용 삼각대/ 발교정구 디딤 및 푸트라/ 경침 등

피라미드형 이온 지압침 · 동명압봉

종류	용도	모양
1호	작은 압통점 부위, 한 경혈점에 사용	
6호	넓은 부위, 오복침 효과를 낼 때 사용	

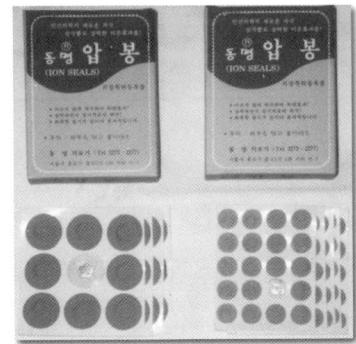

- 에너지의 집중과 어혈확산을 극대화하는 삼각뿔 피라미드형 압봉.
- 알루미늄(은색)과 구리(금색) 이온 압봉 1호와 6호
* 압통점에 피내침 대용으로도 사용하여 좋은 효과를 보고 있다.

사혈기구 『광명침 KM-1 & KM-3』

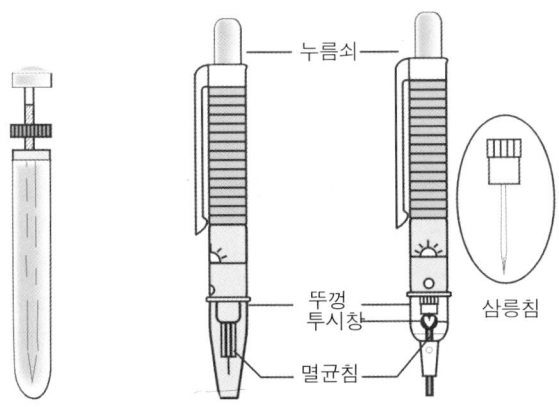

스프링삼릉침   광명침 KM-1   삼릉무통사혈침 KM-3

피를 빼야 기(氣)가 돈다!

『자동체질침관 KM-8』

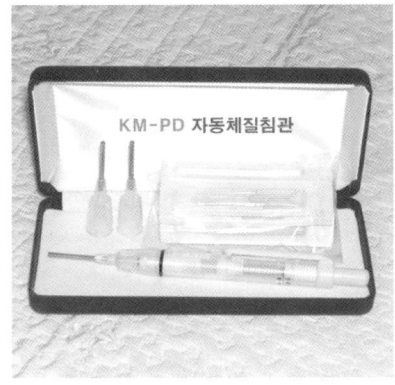

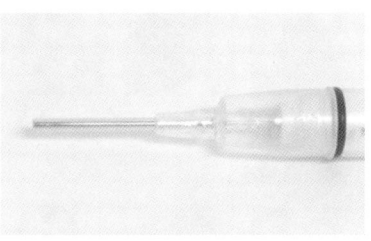

사용하는 침 : 은도금 호침(2호 1치 / 0.20 30미리) 또는 일반호침(3호 1치)

- 본 기구는 작고 가느다란 침을 경혈에 순식간에 자침한 후 발침되어 통증을 거의 느끼지 않도록 한 체질침관
- 자침이 간편하고, 연속 자침이 가능, 체질적 특성을 고려 자유롭게 자침

『보사용 MP침 KM-7』

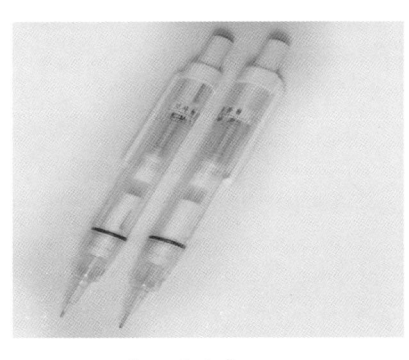

MP(- +) 2개 1조

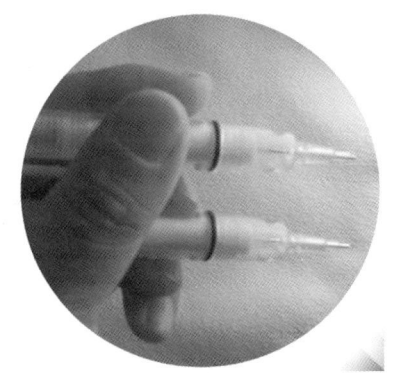

- 하부캡 타격봉(금색 은색)은 금색봉(S극), 은색봉(N극)으로 세팅되었음. 자석 N극은 은색으로 통증을 제거할 때 사용, 자석 S극은 금색으로 원기회복 마비감 무력증에 사용.
- mp(마이너스 플러스)를 동시 사용 : 경맥과 같은 방향으로 은색 금색을 작용시키면 보법. 경맥과 반대 방향으로 은색 금색을 작용시키면 사법.

『피라미드 고타침 딱따구리 KM-5』

딱따구리『KM-5』는 머리의 경혈점을 비롯한 신체의 여러 응결 및 압통부분을 피라미드 고타침과 마그네트 자력선을 이용해 효과적으로 풀어 준다.

1) 눈(eye)을 밝게

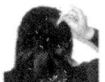 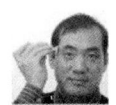 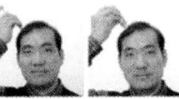

시각구 / 시각중추부   태양 / 접형골부   시신경전달로 / 눈을 밝게

4) 다리(leg)를 튼튼하게 5) 허리(lumbago)를 강하게

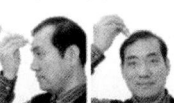

하지구 / 요통,피로,하지신경통   요통, 인당구 / 척추를 바르게   하지구

2) 귀(ear)를 밝게

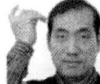 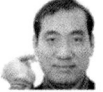

청각구1 / 귀를 밝게, 정신을 밝게   청각구2   명목구 / 눈과 귀를밝게

6) 두통(headache)과 스트레스(stress)해소(정력증강)

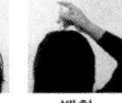 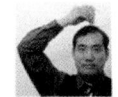

백회 / 두통, 스트레스해소, 정력증강

3) 코(nose)속이 시원하게

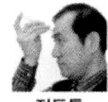
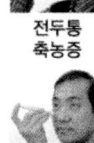

전두통 축농증 / 비염구 코골이

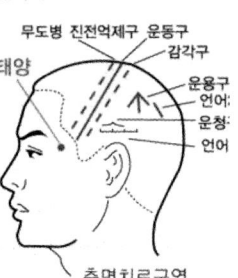

무도병 진전억제구 운동구 / 감각구 / 태양 / 운용구 / 언어 / 운청 / 언어 / 측면치료구역

7) KM-ET-G · KM-5

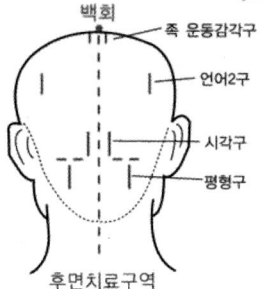

백회 / 족 운동감각구 / 언어2구 / 시각구 / 평형구 / 후면치료구역

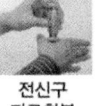

전신구 피로회복

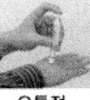

요통점 허리통증

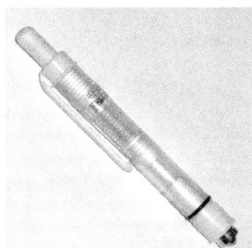

● 자석침은 타격되는 순간 생체기전력 원리에 따라 음이온을 증가 시킨다.

● 하늘에 번개가 치면서 비가 생성되듯, 머리 속에 생체번개를 만들어 창조적 사고를 생성

● 통증부위에 상처를 내지 않으면서 압통 치료점을 찾아 3-5회, 또는 12회씩 타격한다.

머리가 맑아야 건강이 보인다!

『광명뜸법 - KM-moxa』

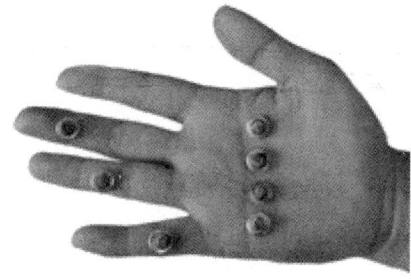
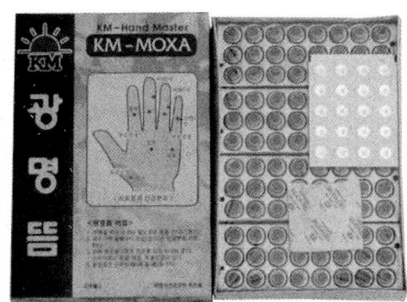

■ 광명수지뜸법

- 수지뜸이 가장 뜨거울 때는 손바닥을 펴고 심호흡을 해준다.
- 손발이 차고 만성병이 있을 때에는 광명뜸 기본방(그림참조)을 떠 준다.

■ 황토웰빙무연뜸법

- 무연 쑥탄으로 연기가 없이 뜸뜰 수 있다.
- 세라믹 황토뜸기에 무연쑥탄을 안전하게 고정하여 뜸뜬다.
- 복부뜸법은 배꼽뜸(제중구)이 기본이다. 배꼽은 태아 때 모든 것을 모태로부터 받아들였던 문(門)이었기에 전신적인 영향을 주는 곳이다.
- 웰빙뜸기구는 깨끗하고 안전하며 샤워한 후 뜨는 것이 좋다.

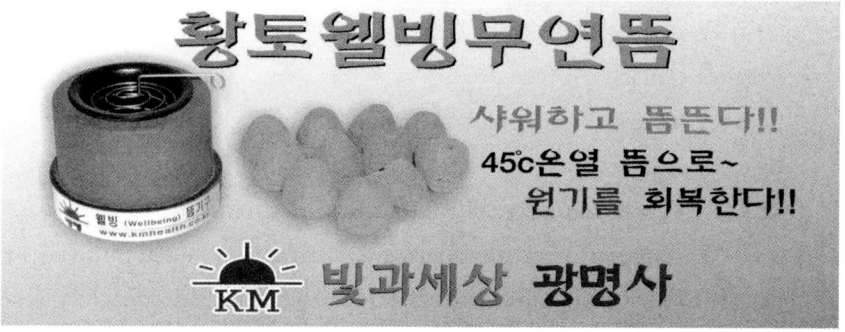

온(溫)하면 살고, 냉(冷)하면 죽는다!

각대(脚帶) 흉곽대(胸廓帶) — Band therapy

『광명의학』 정체요법은 무릎 띠(脚帶)와 함께 흉곽대 이론을 정립하였다. 흉곽대는 함몰흉추 증후군 중 심장병 천식 호흡곤란 전신무력증에 적용한다.

■ 흉추 탄력성의 원리

흉추는 갈비뼈(肋骨)와 연결하여 흉곽을 만들고 그 안에 심장과 폐를 간직한다. 흉곽 하단에 있는 횡격막과 갈비뼈 사이의 내외 늑간근의 작동으로 흉곽내의 용적을 조절하여 호흡을 돕고 있다. 그런데 함몰된 흉추가 있으면 문제가 발생한다. 이때 함몰된 곳을 가운데 두고 그 둘레에 띠를 매면 반복된 호흡과 띠의 장력에 의해 함몰흉추가 교정된다.

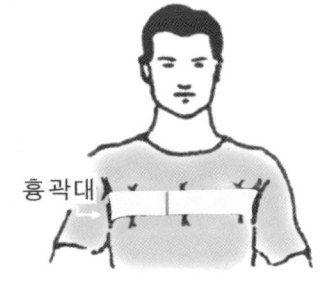

흉곽대를 착용하고 있는 모습

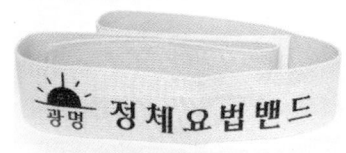

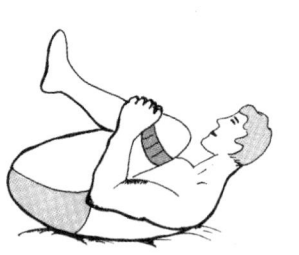

- 척추골반교정용 각대요법 : 취침하는 동안 무릎을 묶어주거나 요침(腰枕) 요법시 각대로 매주어 선장관절의 변위 교정.

- 출산(出産) 후 : 출산으로 취약해진 선장관절과 벌어진 치골결합의 안착을 도움.

- 장거리 여행시 : 골반주위의 뼈와 근들을 바르게 유지하며, 근육을 쉬게 해준다.

- 붕어 운동시 각대를 매고하면 좋다.

* 광명의학 밴드요법에는 각대요법 흉곽대요법 골반띠요법 등이 있다.
규격 : 60cm(여성용 발목용) 75cm(무릎용 각대) 95cm(흉곽대 소) 105cm(흉곽대 대)

바른 자세와 튼튼한 척추는 건강의 기초다!

척추지압 발목펌프운동 — Bio Back master-III

■ 발목펌프 운동법

▶ 발목펌프운동은 현대인의 하체운동과 보행 부족을 해소하고 전신의 혈액순환을 촉진한다.

▶ 혈액이 심장까지 잘 되돌아가게 할 수 는 없을까? 눕거나 앉아서 한발은 BM-3 운동기 위에 두고 다른 발부터 2-30Cm가량 들어 올렸다가 기구 위에 떨어뜨리기를 2-30번씩 반복한다. 자유낙하 운동

▶ 발목펌프운동의 3대 동작
①자유낙하 운동 ②부채꼴 벌리기 운동 ③포갠 발 흔들기 운동(골반교정효과)

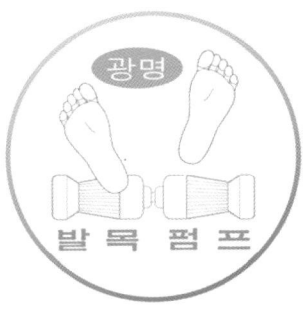

■ Bio-Back-Master-III의 요침(腰枕)요법과 등 굴리기

각대로 두 무릎을 묶어주고 허리 뒤에 BM-3를 받쳐주면 척추전후만곡도(S line)가 갱신되고, 체중의 압박으로부터 골반과 추간판(Disk)이 쉬게 된다.

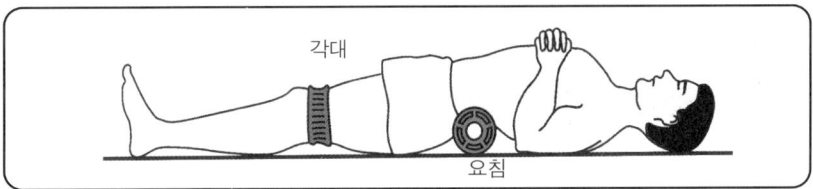

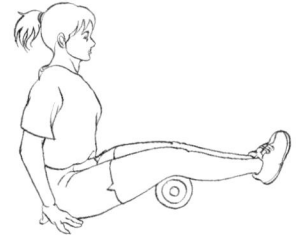 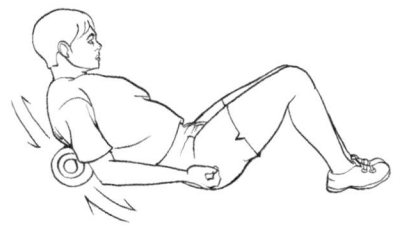

※ 요침은 1일 1-2회 한번에 3-5분 가량 실시 *디스크 수술자는 요주의*

◆ Back Master-1 경침요법 베개로 사용
◆ Back Master-2 등과 둔부 지압마사지
◆ Back-Master-3 발목 및 뒷다리 마사지

▸ Tel : 02) 754-0533/0534
▸ http://www.kmhealth.co.kr
▸ e-mail:kmh@kmhealth.co.kr

호산 피내침법

2006년 9월 25일   초판발행
2011년 7월 15일   재판발행

편저자 : 박 진 옥
　　　　박 선 식
펴낸이 : 박 선 식
펴낸곳 : 빛과세상 광명사 02-319-3530
서울시 중구 남대문로 4가 18-1 영화빌딩 606호
등   록 : 제 2-1460호(1992. 12. 1.)

보급처 : 빛과세상 광명사
　　　　　　　　02-754-0533(Fax754-0534)
중구 남대문로 4가 18-1 남대문로 지하상가 1호

정 가 : 10,000원

ISBN : 89-90120-07-1
ISBN : 89-90120-04-5

※ 이 책의 저작권 및 판권은 <빛과세상 광명사>에 있습니다.
　 무단 복사와 무단 복제를 금합니다.